D1666055

DR. MAGDA ANTONIC ● DR. MED. PETER HOLLOS

SCHÖNHEITSOPERATIONEN

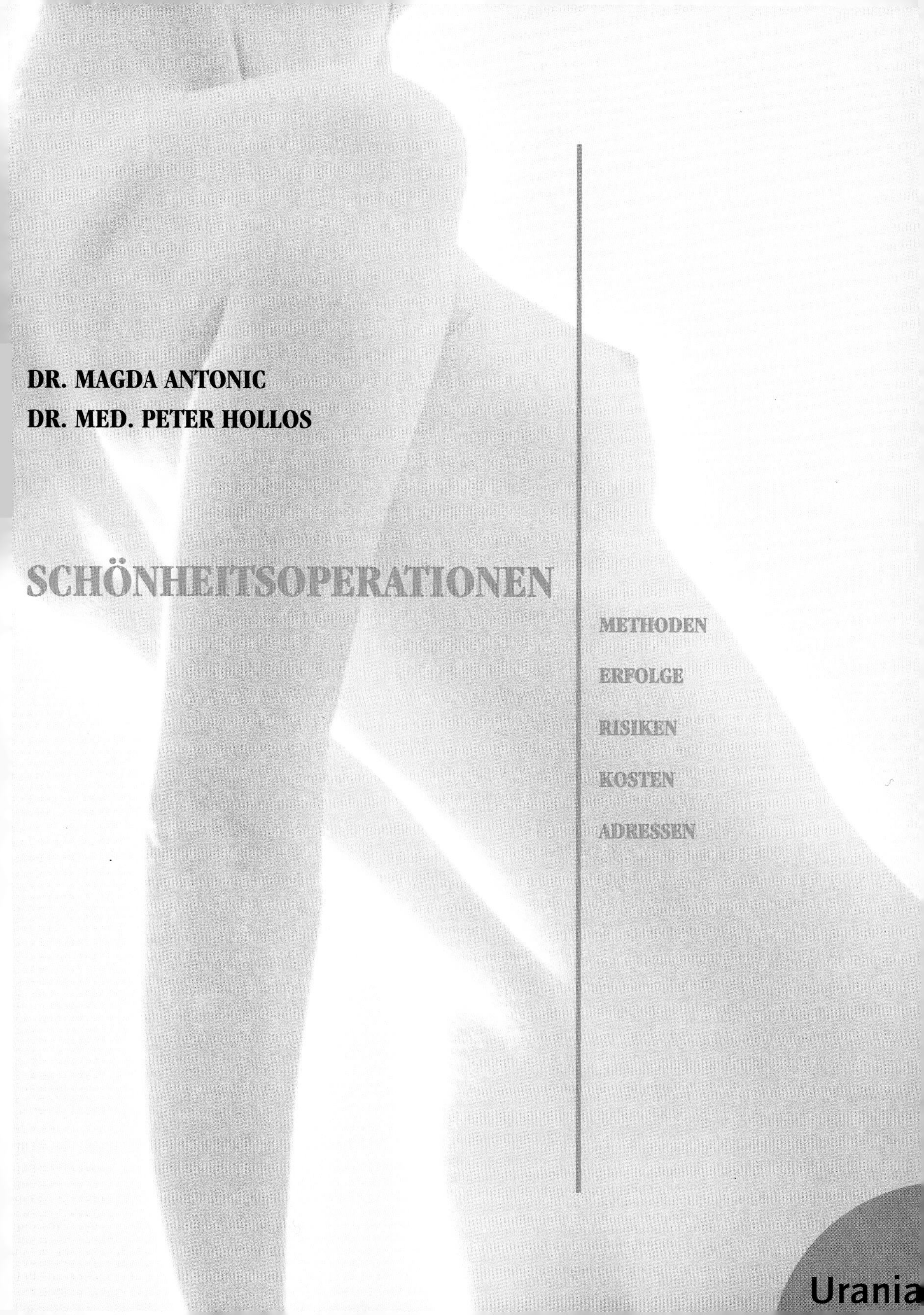

DR. MAGDA ANTONIC

DR. MED. PETER HOLLOS

SCHÖNHEITSOPERATIONEN

METHODEN

ERFOLGE

RISIKEN

KOSTEN

ADRESSEN

Urania

Die Autoren:

Dr. Magda Antonic ist Sachbuchautorin und freie Redakteurin.

Dr. med. Peter Hollos studierte Medizin in Ungarn und arbeitete viele Jahre als Oberarzt, zuletzt auch als leitender Oberarzt, der Klinik für Plastische und Wiederherstellungschirurgie am Marienhospital in Stuttgart. Seit 1994 leitet er die eigene Klinik für Plastische Chirurgie in Stuttgart-Degerloch.

Die Deutsche Bibliothek – CIP-Einheitsaufnahme
Antonic, Magda:
Schönheitsoperationen : Methoden, Erfolge, Risiken, Kosten, Adressen / Magda Antonic ; Peter Hollos. – Berlin : Urania Verl., 1998
ISBN 3-332-00636-3

Umschlaggestaltung: Behrend & Buchholz, Hamburg
Titelfotos: Elke Hesser, Rob Gage, Antonio Mo (alle Bavaria)
Fotos: Dr. Peter Hollos (S. 39, 46, 50, 57, 59, 67, 73, 75, 82, 85, 89, 92, 93, 113, 115), Dr. Klaus Exner (S. 65, 95, 97), Coherent (S. 122: Robert M. Adrian, M. D., F. A. C. P: S. 106, 107, 108, 109, 123; Sheri L. Rowen, M. D., F. A. C. S.: S. 124, 125), La Clematis (S. 105, 120, 133), MEV (S. 10, 34, 110), Jean-Claude Marlaud (S. 2, 4, 6), MediText (S. 10, 13, 18, 19, 34, 68, 78, 91, 98, 120)
Grafiken: Christiane von Solodkoff
Konzeption, Redaktion und Produktion: MediText, Stuttgart
Korrektur: Andrew Leslie
Druck: Messedruck Leipzig GmbH
Printed in Germany
ISBN 3-332-00636-3
© 1998 by Urania-Verlag
in der Dornier Medienholding GmbH, Berlin
Gedruckt auf alterungsbeständigem Papier und chlorfrei gebleichtem Zellstoff

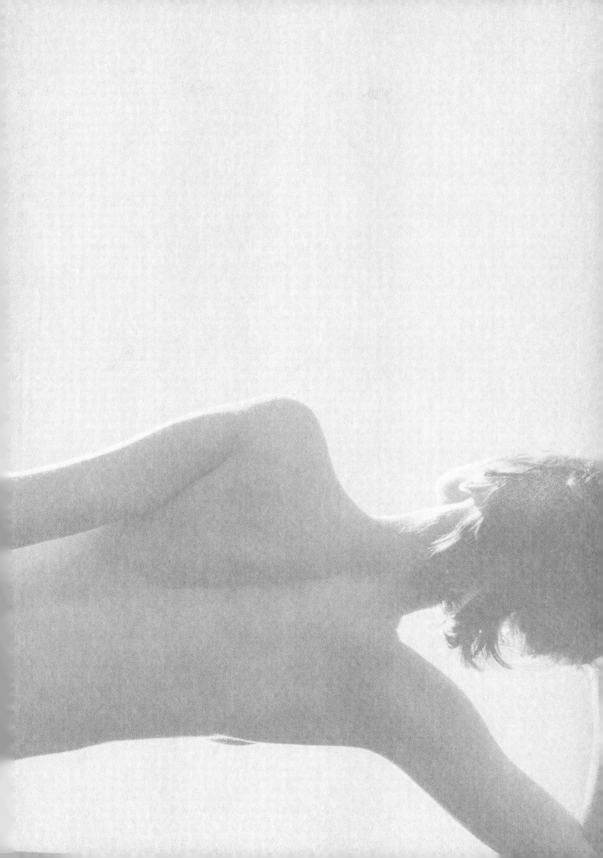

INHALT

DER WEG ZUR VOLLENDUNG –
ÄSTHETIK UND CHIRURGIE

Wir stehen am Ende eines Jahrhunderts, in dem der medizinische Fortschritt dem Chirurgen Möglichkeiten eröffnet hat, von denen die Menschheit seit Jahrtausenden träumte. Der Grundstein dieses chirurgischen Erfolges war die Entdeckung der Äthernarkose, die am 16. Oktober 1846 in Boston durch William Thomas G. Morton erstmals erfolgreich ausgeführt wurde. Zur gleichen Zeit hatte der berühmte Chirurg Johann Friedrich Dieffenbach in Berlin noch ohne die Möglichkeit der Narkose sein Lebenswerk mit der Entwicklung der plastischen Chirurgie gekrönt. Er schuf Methoden zur Wiederherstellung der Nasenform, zum Verschluß von Hasenscharten, zur Korrektur des Schielens und vieles mehr, was von den plastischen Chirurgen unseres Jahrhunderts perfektioniert wurde und heute zur Routine zählt.

Die Wiederherstellungschirurgie entstand aus der Not unzähliger Kriegsverletzungen. Aus dieser Not entwickelte sich in Friedenszeiten eine Tugend, die zur Entstehung der ästhetischen Chirurgie oder Schönheitschirurgie führte. Es galt nur noch, den Bann der Wundinfektion zu lösen, was wir Robert Koch, Ignaz Semmelweis und Joseph Lister verdanken. Es war wohl Erich Lexer, der 1906 als erster freimütig über seine Methode zur Gesichtsstraffung berichtete. In den folgenden Jahren, besonders nach dem Ersten Weltkrieg, war die Entwicklung der ästhetischen Chirurgie nicht mehr aufzuhalten. Schönheit und Eleganz prägten die Gesellschaft, die nun auch die modernen Möglichkeiten der Chirurgie nutzte.

Wie die gesamte Kultur, so hatte auch die plastische Chirurgie in Deutschland durch den Zweiten Weltkrieg einen schweren Rückschlag zu tragen. Erst 1968 wurde die Vereinigung der Deutschen Plasti-

8

schen Chirurgen gegründet, in der eine neue Generation die Säulen der plastischen Chirurgie ausbauen konnte: ästhetische Chirurgie, Mikrochirurgie, Handchirurgie und Verbrennungschirurgie. Das Herausragende und Verbindende an diesen Säulen der plastischen Chirurgie ist die Perfektion chirurgischer Feinarbeit, die Kreativität und das künstlerische Vermögen, Vorhandenes zu formen, Fehlendes zu ersetzen und Überschüssiges zu entfernen.

Die Vereinigung der Deutschen Plastischen Chirurgen sieht ihre Aufgabe darin, auch im Bereich der ästhetischen Chirurgie den höchstmöglichen Standard und damit die größte Sicherheit für den hilfesuchenden Patienten durch kontinuierliche Fortbildung anzubieten. Die Mitglieder dieser wissenschaftlichen Gesellschaft gehören zu der großen Familie der plastischen Chirurgen, die gemeinsam die in diesem Buch beschriebenen Operationstechniken entwickelt haben.

Wir begrüßen dieses Buch mit einem Zitat von Aristoteles: „Schönheit ist wirkungsvoller als alle Empfehlungsschreiben."

Frankfurt, Januar 1998

Priv.-Doz. Dr. Klaus Exner
Facharzt für Chirurgie, Plastische Chirurgie
Klinik für Plastische und Wiederherstellungschirurgie
am St. Markus-Krankenhaus
Akademisches Lehrkrankenhaus
der Johann-Wolfgang-Goethe-Universität Frankfurt

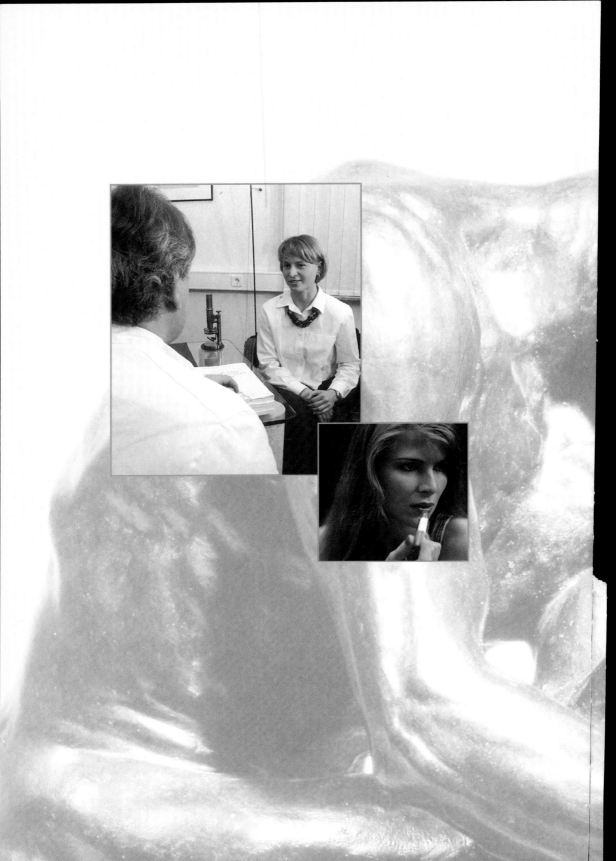

Die Entscheidung – vieles muß wohlüberlegt sein

„Es gibt nichts, das man nicht herumdrehen
und nacheinander unter jedem möglichen
Blickpunkt betrachten muß …"

Henry de Montherlant

DIE LIEBE IST MANCHMAL
EIN SCHLECHTER RATGEBER

Eine Schönheitsoperation ist nichts Schönes. Sie ist mit Blut und mit Schmerzen verbunden und birgt, wie alle operativen Eingriffe in den Körper, Gefahren in sich. Deshalb sollte sich jeder diesen Schritt sehr gut überlegen. Rückgängig machen läßt sich eine solche Veränderung am Aussehen nur selten.

Jeder, der zum plastischen Chirurgen kommt und sich wegen einer ins Auge gefaßten Schönheitsoperation beraten läßt, bringt andere Gründe für seinen Entschluß vor: Die 50jährige frisch geschiedene Frau will durch ihre Falten im Gesicht an ihr zurückliegendes Leben nicht mehr erinnert werden und möchte ein Facelifting machen lassen.

Der 40jährige Abteilungsleiter will seine Tränensäcke entfernen lassen, weil er jünger und dynamischer aussehen und neben jüngeren Kollegen in seiner Position bestehen will.

Die 18jährige Schülerin leidet seit ihrer Kindheit an ihrer krummen und zu dicken Nase, weil sie deswegen immer von den Mitschülern gehänselt wurde. Nun will sie sie endlich los sein.

Die 35jährige schämt sich, nackt vor ihren Mann zu treten, weil nach zwei Schwangerschaften ihr Busen und ihr Bauch nicht mehr schön und straff aussehen. Sie träumt von ihrer guten Figur als 20jährige. Die Liste der Beispiele ließe sich noch sehr lange fortsetzen.

Kein Zweifel: All diese Menschen sind unzufrieden mit sich und damit auch mit ihrem Leben. Die Frage ist jedoch, ob sie nach der Korrektur ihrer Schönheitsfehler wirklich zufriedener sein werden.

Sie werden es sicherlich nicht, wenn sie sich für den Eingriff entschlossen haben, weil ihre Mitmenschen das von ihnen erwartet haben oder weil sie glaubten, man erwarte es von ihnen. Aus Liebe zu ei-

Beim Lebenspartner, der von einem verlangt, eine Schönheitsoperation machen zu lassen, muß man sich ernsthaft fragen, ob er es wert ist, daß man das Leben mit ihm verbringt.

nem anderen Menschen sollte man sich nie operieren lassen. Auch Probleme, die man etwa in der Partnerschaft hat, haben nie wirklich etwas mit einem zu kleinen Busen oder mit erschlaffter Oberschenkelhaut zu tun. Und deswegen wird man sie auch nicht lösen können, wenn man plötzlich besser aussieht. Sogar in einem Beruf, in dem gutes Aussehen wichtig ist, garantieren ein schön geliftetes Gesicht und ein fest geformter Busen noch lange nicht die große Karriere.

Sinnvoll ist eine Schönheitsoperation dann, wenn man **selbst** mit dem eigenen Aussehen unzufrieden ist, wenn man genau weiß: Mit diesem Busen, mit dieser Nase, mit diesem schlaffen Bauch will ich nicht mehr leben. Ich werde nach der Operation kein neuer, kein anderer Mensch sein, aber ich werde besser aussehen.

Bei so einer Einstellung kann sich nach einer gelungenen Schönheitsoperation tatsächlich eine Menge im Leben ändern, und zwar deswegen, weil sich das eigene seelische Befinden bessert. Das Selbstbewußtsein steigert sich, man geht unbefangener auf andere Menschen zu, wirkt im ganzen Auftreten sicherer, kurzum: Man gewinnt an positiver Ausstrahlung. Und das ist die wichtigste Voraussetzung für privates Glück und beruflichen Erfolg.

Damit Sie den Gang zum plastischen Chirurgen später nicht bereuen und Sie das Ergebnis der Schönheitsoperation viele Jahre lang erfreut, denken Sie über Ihr Vorhaben genau nach. Stellen Sie sich folgende Fragen, und beantworten Sie sie ehrlich:

- Warum will ich den Eingriff machen lassen?
- Welche Veränderungen in meinem Leben verspreche ich mir nach dem Eingriff?
- Warum will ich die Operation gerade jetzt machen lassen?
- Habe ich mit jemandem gesprochen, der bereits eine Schönheitsoperation hinter sich hat?
- Was bedeutet es für mich, wenn mir das Ergebnis nicht gefällt?

Gutes Aussehen ist im Privat- wie im Berufsleben wichtig. Ein Garant für Glück und Erfolg ist es selbstverständlich nicht.

WAS KANN
DIE SCHÖNHEITSCHIRURGIE?

Den Menschen ein neues
Aussehen zu geben, ihren
Körper neu zu formen –
auch das ist heute machbar,
doch nicht das Ziel der
ästhetischen Chirurgie. Die
Ärzte, die in diesem Zweig
der Medizin arbeiten, verschönern oder verbessern
einzelne Körperteile des
Menschen so, daß sie nicht
negativ auffallen, oder um
ihnen ein jüngeres Aussehen
zu verleihen. Alles Extreme
hat hier mit Schönheit nichts
mehr zu tun und wirkt nur
noch lächerlich.

Bereits lange vor unserer Zeitrechnung ließen
Frauen wie Männer kosmetische Eingriffe an
sich durchführen. Lippen wurden tätowiert,
um sie üppiger, erotischer zu machen, häßliche Narben wurden abgeschliffen und abstehende Ohren
angeklebt – der Wunsch der Menschen nach körper-
licher Schönheit ist so alt wie die Menschheit selbst.

Der Zweig der Medizin, der sich zum Ziel gemacht hat, den Menschen diesen Wunsch zu erfül-
len, hat zwar seine Ursprünge in vorchristlicher Zeit
– die ältesten Nasenersatzplastiken wurden im
6. Jahrhundert vor Christus in Indien durchgeführt –,
doch die plastischen Operationen, die mit den heutigen vergleichbar sind, begannen in unserem Jahrhundert. Zunächst waren es in erster Linie wiederherstellende chirurgische Eingriffe, und zwar an
Kriegsopfern. Ästhetisch befriedigend waren die Ergebnisse dieser Operationen selten.

Aus der plastischen Chirurgie entwickelte sich
die ästhetische Chirurgie, in der breiten Öffentlichkeit
geläufiger unter der Bezeichnung „Schönheitschirurgie" bekannt. Ihr Ziel ist es, einen zwar gesunden,
doch in einzelnen Teilen nach dem gängigen Schön-
heitsempfinden unvollkommenen Körper operativ zu
korrigieren.

Es gibt im Grunde nichts, was in der ästhetischen
Chirurgie nicht möglich wäre. Eine größere oder
kleinere Nase, betontere Wangenknochen und mar-
kanteres Kinn, jugendlich straffe Gesichtshaut und
ein fester, wohlgeformter Po – der plastische Chirurg
kann den menschlichen Körper heute ganz neu formen. Das Ziel der ästhetischen Chirurgie ist es allerdings nicht, das Äußere eines Menschen neu zu gestalten, sondern das, was der Patient als Makel emp-
findet, zu korrigieren und zu verschönern. Sicher
kann der normal entwickelte Busen einer Frau

extrem vergrößert werden, das Ziel der ästhetischen Chirurgie ist aber: eine auffällig kleine Brust normal groß zu gestalten oder eine auffällig große auf die Normalgröße zu bringen. Und das gilt für alle Eingriffe am Körper.

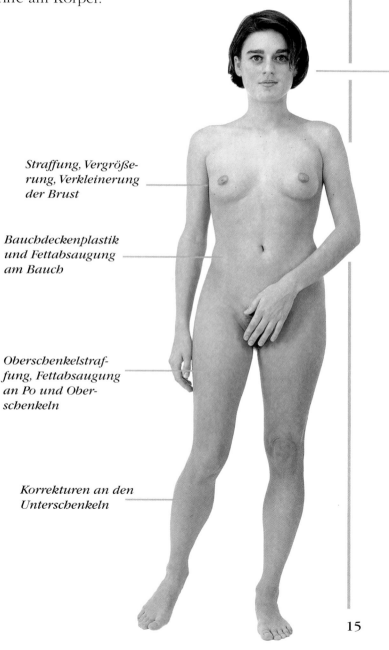

Facelifting, Stirnlifting, Lidkorrektur, Nasenplastik, Wangenkorrektur, Lippenvergrößerung, Kinnveränderung, Halsstraffung, Ohrenanlegen, Haartransplantation

Straffung, Vergrößerung, Verkleinerung der Brust

Bauchdeckenplastik und Fettabsaugung am Bauch

Am ganzen Körper: Beseitigung von Tätowierungen, Muttermalen, Narben (auch Akne- und Verbrennungsnarben)

Oberschenkelstraffung, Fettabsaugung an Po und Oberschenkeln

Korrekturen an den Unterschenkeln

15

WIE FINDET MAN
DEN RICHTIGEN ARZT?

Der Arzt, dem Sie sich bei
einer Schönheitsoperation
anvertrauen, muß ein Fachmann auf seinem Gebiet sein.
Die Bezeichnung „Schönheits-
chirurg" sagt absolut nichts
über sein Können aus. Der
erste Anhaltspunkt für den
richtigen Arzt in diesem
Bereich ist eine der folgenden
Bezeichnungen:

- Facharzt für Plastische
  Chirurgie
- Facharzt für Chirurgie –
  Plastische Chirurgie
- Facharzt für Mund-, Kiefer-
  und Gesichtschirurgie –
  Plastische Operationen
- Facharzt für Hals-, Nasen-,
  Ohrenheilkunde –
  Plastische Operationen

Die Wahl des richtigen Operateurs entscheidet
im großen Maße über den Erfolg eines ästhetisch-chirurgischen Eingriffs. Außer einer ge-
wissenhaften Nachsorge ist das der wichtigste Beitrag
jedes Patienten zum zufriedenstellenden Gelingen einer solchen Operation.

Eine gute Wahl zu treffen ist allerdings gar nicht
so einfach. Das hat mehrere Gründe: Anders als etwa
in den USA sind in Deutschland Schönheitsoperationen nahezu eine Tabuzone. Der überwiegende Teil
der Frauen und Männer, die sich einem solchen Eingriff unterzogen haben, spricht danach nicht darüber.
Das bedeutet, daß die sehr wichtige Mund-zu-Mund-
Propaganda zwar funktioniert, aber nicht so gut wie
in vielen anderen Ländern. Außerdem darf man nicht
glauben, daß ein plastischer Chirurg, der bei der besten Freundin oder der eigenen Schwester die krumme Nase perfekt korrigiert hat, auch eine Brust optimal verkleinern kann oder daß ein Arzt, der für sehr
gute Erfolge bei Haartransplantationen bekannt ist,
auch auf dem Gebiet der Laserbehandlung ein Könner ist.

FACHARZT IST NICHT GLEICH FACHARZT

Gerade auf dem Gebiet der ästhetischen Chirurgie
gibt es erschreckend viele „schwarze Schafe", die ihr
Handwerk nicht gut genug beherrschen und unter
Umständen auch großen Schaden an Ihrem Körper
anrichten können. Das liegt vor allem auch daran,
daß jeder approbierte Arzt die Bezeichnung „Schön-
heitschirurg" tragen darf, denn sie ist leider nicht geschützt.

Der Facharzt für Plastische Chirurgie dagegen hat
eine mehrjährige Weiterbildung auf diesem Gebiet
hinter sich und verfügt über die entsprechende Erfahrung. Der Arzt, der sich als plastischer Chirurg

16

betätigt, darf allerdings immer nur im Rahmen seiner Berufsbezeichnung arbeiten, das bedeutet, daß beispielsweise ein HNO-Arzt mit der Zusatzbezeichnung „Plastische Operationen" nur Eingriffe in den Bereichen Hals, Nase und Ohren vornehmen darf, nicht etwa am Busen oder Bauch.

Viele plastische Chirurgen haben sich auf die Wiederherstellungschirurgie spezialisiert und sind ebenfalls nicht immer die richtige Adresse, wenn es um Schönheitschirurgie geht.

Für Sie als Patientin oder Patient bedeutet das, daß Sie sich erstens immer nur an einen Facharzt auf dem Gebiet der Plastischen Chirurgie wenden und zweitens den Fachmann auswählen sollten, der sich auf die Operationen, die Sie an sich durchführen lassen möchten, spezialisiert hat.

WIE FINDET MAN DEN FACHMANN?

Wie eingangs erwähnt ist die Mund-zu-Mund-Propaganda eine gute Möglichkeit, einen Facharzt zu finden. Hören Sie sich in Ihrem Bekanntenkreis, bei der Frisörin oder Kosmetikerin einfach mal um.

Leute, die bereit sind, über ihre Schönheitsoperation zu reden, können Ihnen nicht nur den Arzt, der sie operiert hat, nennen, sondern auch wichtige Informationen zum Eingriff selbst und vor allem zu ihrem Befinden und eventuellen Beschwerden danach liefern.

Auch Ihr Hausarzt, Frauenarzt oder Hautarzt wird Ihnen vielleicht sagen können, an welche Adresse Sie sich wenden sollten.

Die Ärztekammern geben Ihnen selbstverständlich auch Adressen von plastischen Chirurgen, sie dürfen allerdings keine Wertung vornehmen.

Schließlich gibt es mehrere Vereinigungen von Ärzten, beispielsweise die Vereinigung der Deutschen Plastischen Chirurgen in Berlin, die Ihnen gerne eine Liste von Fachärzten auch in Ihrer Nähe schicken wird. Eine Wertung dürfen solche Vereinigungen jedoch auch nicht abgeben.

Nie sollten Sie sich mit der Meinung eines einzigen Arztes begnügen. Gehen Sie zu zwei oder gar drei plastischen Chirurgen, lassen Sie sich ihre Arbeiten anhand von Vorher-nachher-Fotos zeigen, schauen Sie sich die Klinik oder Praxis an – entscheiden Sie in Ruhe, schließlich geht es um Ihren Körper und Ihr Aussehen. Da sollten Sie sehr anspruchsvoll sein.

Im Anhang dieses Buches finden Sie eine Liste mit ausführlichen Angaben zu seriösen Kliniken und Praxen in ganz Deutschland, in denen die im Buch genannten ästhetisch-chirurgischen Eingriffe durchgeführt werden. Es handelt sich ausnahmslos um routinierte Fachärzte auf ihrem Gebiet.

WIE VERLÄUFT
EINE GUTE BERATUNG?

Den Arzt, den Sie in die engere Wahl gezogen haben, können Sie in einem Beratungsgespräch besser kennenlernen und darüber hinaus selbstverständlich alles Wichtige über den Eingriff, der an Ihnen vorgenommen werden soll, erfahren. Sie sollten sich bei diesem Gespräch Zeit lassen und bei jeder Unklarheit nachfragen.

Das Gespräch mit dem Arzt sollte auch die Basis für ein Vertrauensverhältnis schaffen, das für die Zeit der Behandlung wichtig ist. Es kann durchaus vorkommen, daß ein Chirurg sehr gute Operationsergebnisse in einem bestimmten Bereich erzielt. Wenn Sie ihn jedoch unsympathisch finden, sollten Sie sich nicht von ihm behandeln lassen.

KLINIKAUSSTATTUNG UND AUSBILDUNG DES ARZTES

Bereits im Wartezimmer gewinnen Sie einen ersten Eindruck von der Klinik beziehungsweise Praxis. Eine überaus moderne und luxuriöse Ausstattung sagt keineswegs etwas über die Fähigkeiten des Arztes aus. Mißtrauisch sollte es Sie allerdings machen, wenn die Räume einen ungepflegten, unordentlichen oder gar unsauberen Eindruck machen.

Die Operationsräume dürfen Sie aus hygienischen Gründen nicht besichtigen, lassen Sie sich dafür die Behandlungsräume zeigen. Diese sollten in der medizinisch-technischen Ausstattung auf dem neusten Stand und selbstverständlich unter dem Gesichtspunkt der Hygiene perfekt sein. Sie sollten auch die Krankenzimmer sehen dürfen. Wichtig ist hier nicht eine exklusive Ausstattung, sondern vor allem Sauberkeit und eine ruhige, angenehme Atmosphäre.

Auch wenn es Ihnen vielleicht etwas unangenehm ist, fragen Sie den Arzt ungeniert nach seiner Ausbildung und danach, wie lange er bereits als plastischer Chirurg praktiziert. Schließlich begeben Sie

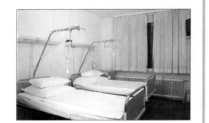

Ein Krankenzimmer

Scheuen Sie keine Fragen. Entscheiden Sie sich erst dann für eine Operation, wenn Ihnen wirklich alles klar ist und Sie keine Zweifel haben.

sich bei einer für Sie nicht unwichtigen Entscheidung in seine Hände. Da ist es natürlich, wenn Sie vorher so viel wie möglich über seine Fähigkeiten erfahren wollen. Er soll Ihnen auch konkret sagen, wie oft er den Eingriff, den er auch an Ihnen vornehmen soll, bisher durchgeführt hat.

FRAGEN ZUR OPERATION

Das Gespräch mit dem Arzt über den geplanten Eingriff darf weder telefonisch erfolgen, noch reicht es aus, wenn der Arzt Ihnen lediglich ein Merkblatt überreicht, dem Sie Informationen über die Operation entnehmen können.

Es ist gesetzlich festgelegt, daß das Aufklärungsgespräch zwischen Arzt und Patient persönlich erfolgen muß und daß in diesem Gespräch der Patient über alle möglichen Risiken während und nach dem Eingriff aufgeklärt wird.

Sie müssen dem Arzt genau sagen, was Sie von der Operation erwarten. Die Aufgabe des Arztes ist es, zu beurteilen, ob diese Erwartungshaltung realistisch ist oder nicht. Er wird Ihnen Vorher-nachher-Fotos von seinen Patienten zeigen, an denen sich recht gut demonstrieren läßt, was machbar ist und gut aussieht.

Jeder chirurgische Eingriff birgt Risiken in sich. Es ist wichtig, daß der Arzt Ihnen genau darlegt, was im ungünstigen Fall alles passieren kann. Auf Ihren speziellen Fall bezogen, soll der Arzt sagen, wie hoch er die Wahrscheinlichkeit von Komplikationen während und nach dem Eingriff einschätzt.

Er soll Ihnen auch den genauen Ablauf der Operation schildern. Das beinhaltet Informationen über die Art der Betäubung, das Operationsverfahren und die Dauer des Eingriffs.

Er kann auch sagen, wie lange erfahrungsgemäß so ein Operationsergebnis anhält und ob Nachoperationen notwendig sind, um das Ergebnis zu erhalten.

Wichtig zu wissen ist für Sie selbstverständlich auch, wie Sie sich nach dem Eingriff verhalten müs-

Der Arzt ist verpflichtet, Sie ausführlich über alles zu informieren, was mit dem geplanten Eingriff zu tun hat.

Modern ausgestatteter Operationsraum in einer Privatklinik

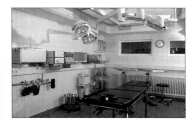

Wichtig ist, daß Sie im Beratungsgespräch auch die Frage der auf Sie zukommenden Kosten ansprechen.

sen, wie lange Sie voraussichtlich Schmerzen haben werden, wie lange Sie sich schonen müssen und wann Sie normale Alltagsbeschäftigungen und Ihren Beruf wieder aufnehmen können.

Auch die Frage der Nachbehandlung darf nicht vergessen werden. Wenn Sie in der Nähe der Klinik oder Praxis wohnen, müssen Sie wissen, wie Sie Ihren Arzt bei Problemen erreichen können. Ein seriöser plastischer Chirurg ist rund um die Uhr erreichbar. Sollten Sie weiter entfernt von ihm wohnen, muß er Ihnen sagen, welcher Arzt Ihre Nachbahandlung übernimmt.

Geklärt werden muß auch die finanzielle Seite des Eingriffs. Am besten, Sie lassen sich von dem Arzt schriftlich eine Kostenauflistung geben.

Der Arzt ist Ihr Ansprechpartner, wenn es um Kostenübernahme durch die Krankenkasse geht. Er kann Ihnen am besten sagen, ob in Ihrem speziellen Fall eine Leistung zu erwarten ist.

Übrigens: Der Arzt sollte Sie darauf aufmerksam machen, daß er Sie nicht krank schreiben darf, wenn es sich um keinen medizinisch notwendigen Eingriff handelt. Das bedeutet für Sie, daß Sie sich für die Zeit, in der Sie nicht arbeiten dürfen, beurlauben lassen müssen.

DIE EINWILLIGUNGSERKLÄRUNG

Wurden alle Fragen geklärt, überreicht Ihnen der Arzt eine Einwilligungserklärung, die Sie – am besten erst zu Hause, wenn Sie über alles noch einmal in Ruhe nachgedacht haben und wirklich nicht die geringsten Zweifel hinsichtlich Ihrer Entscheidung bestehen – unterschreiben müssen. Mit Ihrer Unterschrift erklären Sie, daß der Arzt Sie über den Eingriff und seine möglichen Folgen genau informiert hat und daß Sie dem Eingriff zustimmen. Wenn Sie einmal Ihre Einwilligungserklärung unterschrieben haben, können Sie später, etwa im Fall einer Schadenersatzklage, in der Regel sehr schwer nachweisen, daß Sie doch nur unzureichend aufgeklärt wurden.

WICHTIGES ZUM BERATUNGSGESPRÄCH

● *Was ist Ihr Eindruck von der Kinik/Praxis?*

● *Fragen Sie den Arzt nach seiner Ausbildung*

● *Gehört der Eingriff für den Arzt zur Routine?*

● *Erklären Sie dem Arzt genau, was Sie von der Operation erwarten.*

● *Verlangen Sie Vorher-nachher-Bilder von Patienten, an denen der Arzt den gleichen Eingriff vorgenommen hat.*

● *Welche Risiken gibt es?*

● *Wie wird die Operation ablaufen?*

● *Welche Narkoseart wird angewandt?*

● *Wie lange wird die Operation dauern?*

● *Wie lange hält das Operationsergebnis an?*

● *Sind Nachoperationen notwendig?*

● *Wie stark sind die Schmerzen nach dem Eingriff, und wie lange dauern sie an?*

● *Wie lange ist Schonung angesagt?*

● *Wie erreichen Sie den Arzt im Notfall?*

● *Wann können Sie wieder zur Arbeit?*

● *Wie teuer ist der Eingriff?*

● *Übernehmen die Krankenkassen die Kosten?*

Vielen Patienten hilft es, wenn sie vor dem Gespräch mit dem Arzt so eine Checkliste aufstellen und diese während des Gesprächs vor sich liegen haben, um keinen der wichtigen Punkte auszulassen.

FÜR WEN KOMMT DER EINGRIFF NICHT IN FRAGE?

Alle ästhetisch-chirurgischen Eingriffe bedeuten für den Organismus eine Belastung. Daher kommen für einige Menschen wegen ihres gesundheitlichen Zustandes von vornherein solche Operationen nicht in Frage.

Menschen mit einer **Herz-Kreislauf-Erkrankung** dürfen sich in der Regel einer solchen Operation, die nicht lebensnotwendig ist und in erster Linie der Verbesserung des Äußeren dienen soll, nicht unterziehen. Jeder gute plastische Chirurg wird sie auch nicht ohne weiteres behandeln wollen. Zählen Sie zu diesem Personenkreis, sollten Sie unbedingt auch mit Ihrem Hausarzt beziehungsweise mit dem Arzt, der Sie wegen dieses Leidens behandelt, über eine ästhetisch-chirurgische Operation reden.

Auch für **Zuckerkranke** gelten besondere Regeln, und der behandelnde Hausarzt sollte um seine Meinung gefragt werden. Da sich bei Zuckerkranken wegen der Stoffwechselstörung die Wundheilung verzögert, kann es zu Komplikationen nach dem Eingriff kommen. Außerdem muß bei diesen Menschen der Stoffwechsel vor einer Operation richtig eingestellt werden.

Der Arzt muß wissen, ob der Patient an einer **Infektionskrankheit**, **Rheuma**, **Venenerkrankung** oder **Allergien** leidet, um entsprechende Maßnahmen zu ergreifen. Vielleicht wird er auch vom Eingriff Abstand nehmen. Auch stark **über-** oder **untergewichtige** Menschen werden nicht ohne weiteres operiert. In manchen Fällen wird der Chirurg sicherlich auch Rücksprache mit dem Hausarzt des Patienten nehmen.

Allgemein gilt, daß jeder, der sich einer Operation unterziehen will, in einem **guten Allgemeinzustand** sein muß, um mögliche Komplikationen während und nach dem Eingriff zu reduzieren.

Jeder, der eine Schönheitsoperation an sich vornehmen lassen möchte, muß gesund sein. Auch bei einer einfachen Grippe muß der Operationstermin verschoben werden, bis der Infekt auskuriert ist.

WELCHE MEDIKAMENTE KÖNNEN PROBLEME BEREITEN?

Der Chirurg, der Sie operieren soll, muß genau wissen, welche Medikamente Sie regelmäßig einnehmen müssen. Je nachdem, um welche Arzneimittel es sich handelt, kann davon die optimale Menge und Art der Schmerz- und Betäubungsmittel abhängig sein.

Einige Medikamente müssen auch rechtzeitig vor der Operation abgesetzt werden. Dazu zählen beispielsweise Schmerz- und Rheumamittel, die den Wirkstoff Acetylsalicylsäure enthalten. Sie haben eine blutgerinnungshemmende Wirkung und können während oder nach der Operation Blutungen verursachen.

Manche Hormonpräparate, zu denen auch die Anibabypille zählt, erhöhen die Gefahr einer Thrombose. Der Chirurg muß wissen, ob und welche Präparate Sie nehmen.

WAS GILT BEI DER NEIGUNG ZUR NARBENBILDUNG?

Eine ästhetische Operation soll das Aussehen eines Menschen verbessern. Die meisten dieser Eingriffe hinterlassen Narben – manchmal mehr, manchmal weniger auffällige. Die zurückbleibenden Narben sind von der Art des Eingriffs, von der Schnittführung und Nähtechnik des Chirurgen abhängig. Auch wenn es heute gute Möglichkeiten gibt, Narben unauffälliger zu gestalten, sollten Sie auf bestimmte Operationen verzichten, wenn Sie wissen, daß Sie zu überschießender Narbenbildung neigen.

Hals, Brust, Bauch, Oberschenkel und Gesäß sind anfälliger für unschöne Narben als beispielsweise die Lidhaut. Wer also ohnehin zu Narbenwucherung neigt, sollte vielleicht von Operationen an genannten Körperteilen besser absehen. Die zurückbleibenden Narben würden unter Umständen häßlicher aussehen als der Makel, der beseitigt werden sollte.

Wenn Sie bereits Narben am Körper haben, kann der Chirurg sehen, ob Sie zur Narbenwucherung neigen. Haben Sie noch keine Narben, wird ein erfahrener Arzt in vielen Fällen Prognosen stellen können.

Stärkerer Nikotinkonsum beeinträchtigt die Durchblutung, was beispielsweise zu Wundheilungsstörungen führen kann. Deswegen muß rechtzeitig vor der Operation (empfohlen werden meistens zwei Wochen) auf das Rauchen verzichtet werden.

ZU JUNG, ZU ALT?
WELCHES ALTER IST DAS RICHTIGE?

Eine pauschale Antwort auf diese Frage gibt es nicht. Es kommt immer auf den Eingriff und auf den speziellen Einzelfall an. Einige Anhaltspunkte für den sinnvollsten Zeitpunkt lassen sich aber natürlich machen.

EINGRIFFE IM KOPFBEREICH

Die meisten **Faceliftings** werden ab dem 40. Lebensjahr gemacht. Nach oben ist keine Altersgrenze gegeben, vorausgesetzt natürlich, die körperliche und psychische Verfassung des Patienten erlauben die Operation.

Lidkorrekturen werden bei allen Altersgruppen durchgeführt. Eine 75jährige läßt diesen Eingriff machen, weil ihre Lidhaut über die Wimpern hängt, eine 25jährige dagegen will ihre Schlupflider loswerden oder aber eine erbliche Störung beseitigen lassen.

Abstehende Ohren können in jedem Alter problemlos korrigiert werden. Aus psychologischen Gründen hat sich der Zeitpunkt vor der Einschulung, also im 6. Lebensjahr, als ideal erwiesen, weil ab dann die Kinder regelmäßigen Kontakt zu Gleichaltrigen haben und unter möglichen Hänseleien leiden könnten.

Auch für die **Korrektur der Nase** gibt es keine Altersbeschränkung. Allerdings ist es empfehlenswert, die Operation erst nach Abschluß des Knochenwachstums im Schädelbereich durchführen zu lassen, also etwa ab dem 16. Lebensjahr. Auf diese Weise soll ausgeschlossen werden, daß das Wachstum der Nase beeinträchtigt wird.

Obwohl Nasenplastiken auch im hohen Alter möglich sind und durchgeführt werden, erfordern solche Eingriffe vom plastischen Chirurgen besondere Sorgfalt, weil nämlich Unebenheiten durch die altersbedingt dünnere Haut mehr auffallen als bei jüngeren Patienten.

EINGRIFFE AN DER BRUST

Am sinnvollsten ist es, operative Korrekturen an den Brüsten nach abgeschlossener Familienplanung vornehmen zu lassen, weil sich der Busen während einer Schwangerschaft und der anschließenden Stillzeit stark vergrößert und danach in den meisten Fällen die Haut an Elastizität verliert. Die Folge ist eine schlaffere Brust.

Bei extrem großen oder stark unterentwickelten Brüsten, unter denen die Frauen sehr leiden, ist selbstverständlich auch ein früherer Operationszeitpunkt vernünftig.

EINGRIFFE AM BAUCH, PO UND DEN BEINEN

Die **Fettabsaugung** am Bauch führt zu den besten Ergebnissen, solange die Haut elastisch genug ist. Das ist sie ab dem 50. Lebensjahr meistens nicht mehr. Ab diesem Alter wird daher eher eine **Bauchdeckenstraffung** durchgeführt. Je nach gesundheitlichem Zustand des Patienten ist diese Operation bis ins hohe Alter möglich. Gleiches gilt auch für die **Straffung der Oberschenkel** und für die **Fettabsaugung an Gesäß und Oberschenkeln**.

All diese Eingriffe sollten bei Frauen am besten nach Abschluß der Familienplanung durchgeführt werden, weil erneute Schwangerschaften wegen der Dehnung der Haut das Ergebnis stark beeinträchtigen könnten.

KORREKTUREN VON NARBEN

Bei Narbenkorrekturen spielt nicht das Alter des Patienten eine Rolle, sondern der Zustand der Narbe. Erfolgreich sind Narbenkorrekturen, wenn der Reifeprozeß abgeschlossen ist, das heißt, wenn es keine Verdickungen, Verhärtungen und Rötungen gibt. Das ist in den meisten Fällen nach etwa einem Jahr bis 15 Monaten der Fall.

Bei Eingriffen an den Brüsten, an Bauch, Po und den Oberschenkeln sind es nicht nur Schwangerschaften, die das Operationsergebnis beeinträchtigen können, sondern auch starke Gewichtsschwankungen.

AMBULANT ODER STATIONÄR? WAS IST BESSER?

E s gibt Schönheitskorrekturen, die immer mit einem stationären Aufenthalt verbunden sind und solche, die durchaus ambulant durchgeführt werden, nach denen also der Patient sofort nach Hause gehen kann. Sehr oft kann der Patient auch selbst entscheiden, welche Art der Bahandlung er möchte. Generell kann man sagen, daß heute so viel wie möglich ambulant und so wenig wie nötig stationär operiert wird.

Der stationäre Aufenthalt nach einer ästhetisch-chirurgischen Operation beträgt heute maximal sechs Tage. Nur wenn Komplikationen auftreten, verlängert sich natürlich die Verweildauer.

STATIONÄRE BEHANDLUNG

Während noch vor etwa zwanzig Jahren der Großteil der ästhetisch-chirurgischen Operationen mit einem anschließenden Klinikaufenthalt von einer Woche und mehr verbunden war, beträgt heute der stationäre Aufenthalt selten länger als sechs Tage, oft sind auch nur zwei bis drei Tage notwendig.

Die Durchführung einiger großer chirurgischer Eingriffe, beispielsweise die Straffung der Bauchdecke, ist unter ambulanten Bedingungen nicht zu verantworten. Der Operierte und die Wunde müssen regelmäßig beobachtet werden, bei Problemen muß so früh wie möglich medizinisch eingegriffen werden. Das ist nur bei stationärer Behandlung möglich. Auch wenn von vornherein bestimmte Risikofaktoren bestehen, ist es besser, zunächst in der Klinik zu verweilen, wo jederzeit Ärzte und Fachpersonal zur Verfügung stehen.

Auch die Entfernung zwischen dem Wohnort des Patienten und dem behandelnden Chirurgen spielt bei der Entscheidung „stationär oder ambulant" eine wichtige Rolle. Wohnt der Patient zu weit weg, empfiehlt sich die stationäre Behandlung.

Ein stationärer Aufenthalt ist auch sinnvoll, wenn der Patient zu Hause auf sich allein gestellt wäre und bei alltäglichen Tätigkeiten, die körperliche Anstrengung verlangen, keine Hilfe hätte. Auch wenn kleine Kinder da sind, die eine Schonung in den ersten Tagen nach dem Eingriff unmöglich machen, sollte man sich besser entscheiden, ein paar Tage in der Klinik zu verbringen.

Da aber gerade ästhetische Eingriffe am Körper nicht von der Krankenkasse bezahlt werden, ist ein Klinikaufenthalt natürlich eine Geldfrage. Krankenbett, Verpflegung, Betreuung durch das Fachpersonal – all das ist mit nicht geringen Kosten verbunden.

AMBULANTE BEHANDLUNG

Nach einem chirurgischen Eingriff nach Hause gehen zu können hat eine Menge Vorteile: Man ist wieder in der vertrauten Umgebung, hat den Komfort, den man gewohnt ist und den kein so gut ausgestattetes Krankenhauszimmer ersezten kann, kann mit Menschen, die einem nahestehen, reden, die aufregenden Stunden vor und während des Eingriffs Revue passieren lassen – all das hilft natürlich, sich von der Operation zu erholen.

Und selbstverständlich ist eine ambulant durchgeführte Operation billiger, weil viele Nebenkosten, zum Beispiel für das Krankenzimmer und Personal, entfallen.

Bei der ambulanten Behandlung ist allerdings sehr wichtig, daß bei allen auffälligen Veränderungen des eigenen Befindens oder des operierten Körperteils, bei Schmerzen und Blutungen der behandelnde Chirurg zumindest telefonisch erreichbar ist.

Genauso wichtig ist auch, jemanden zu haben, der einen nach der Operation in der ersten Zeit zu Hause betreuen und natürlich auch von der Klinik abholen kann.

Nach den meisten Operationen ist jede körperliche Anstrengung, manchmal auch allein das Bücken verboten. Wenn man sofort nach dem Eingriff alle gewohnten Arbeiten, etwa im Haushalt, wieder aufnimmt und sich keine Schonung gönnt beziehungsweise niemanden hat, der einem bestimmte Arbeiten abnehmen kann, kommt es leicht zu Komplikationen wie Blutungen und Aufplatzen der Nähte. Die Folge ist nicht selten die Notwendigkeit eines erneuten chirurgischen Eingriffs und eine ästhetische Beeinträchtigung des Ergebnises.

Bei den Beschreibungen einzelner chirurgischer Eingriffe in diesem Buch finden Sie auch Angaben, wann in der Regel eine stationäre und wann eine ambulante Behandlung notwendig ist oder empfohlen wird. Ihr plastischer Chirurg wird Ihnen jedoch sagen, welche Behandlung er in Ihrem speziellen Fall für angebracht hält.

WELCHE NARKOSEART
FÜR WELCHEN EINGRIFF?

Die Art der Narkose hängt ab von der Größe des Eingriffs, aber auch vom Alter und der psychischen Verfassung des Patienten. Unabhängig davon, welche Narkose verwendet wird, dürfen Sie als Patient sechs Stunden vor der Operation nicht essen und trinken.

DIE VOLLNARKOSE
Diese Narkoseart wird heute nur noch bei großen chirurgischen Eingriffen, bei sehr ängstlichen Patienten und auch bei Kindern bis zu zwölf Jahren angewandt. Obwohl die Gefahren einer Vollnarkose heute dank moderner Verfahren minimal sind, bedeutet diese Betäubung für den Organismus natürlich immer eine Belastung.

Um eventuelle Risiken vor vornherein auszuschalten und generell die Wahrscheinlichkeit von Komplikationen zu reduzieren, ist vor einer Vollnarkose immer eine sorgfältige ärztliche Untersuchung notwendig. Einen oder mehrere Tage vor dem geplanten Eingriff werden in der Klinik oder Praxis, in der die Operation durchgeführt werden soll, oder auch beim Hausarzt Blut- und Urintests, ein Elektrokardiogramm (EKG) zur Prüfung der Herzfunktion und unter Umständen auch ein Röntgenbild vom Brustraum gemacht. Bei Eingriffen an den Brüsten kann auch eine Mammographie, eine Röntgenaufnahme der Brust, notwendig werden. Manche Ärzte verlangen die Durchführung eines HIV-Tests.

Der Anästhesist (Narkosearzt) wird wissen wollen, ob in Ihrer Familie bestimmte Erbkrankheiten vorhanden sind, ob Sie unter Allergien und wenn ja unter welchen leiden, ob und wenn ja welche Medikamente Sie regelmäßig einnehmen. Wichtig für den Arzt sind auch Angaben zu eventuell zurückliegenden Operationen, die bei Ihnen vorgenommen wur-

Welche Narkoseart in Ihrem speziellen Fall angewendet werden muß, sollten Sie bereits im Beratungsgespräch mit Ihrem plastischen Chirurgen besprechen.

den, vor allem zu Ihrem Zustand während und nach der Operation. Der Arzt wird auch fragen, ob Sie rauchen und regelmäßig Alkohol trinken.

All diese Informationen sind sehr wichtig, um das genau auf Ihren Organismus abgestimmte Narkosemittel zusammensetzen zu können und mögliche Operationsrisiken zu erkennen.

Kurz vor Beginn der Operation verabreicht man Ihnen ein Beruhigungsmittel und leitet die Narkose selbst durch das Einspritzen eines Betäubungsmittels ein, das heißt, Sie schlafen sanft ein. Als eigentliche Narkose werden bestimmte Gase in Ihre Atemwege geleitet. Das geschieht entweder mit einer Kehlkopfmaske, die Ihnen auf den Kehlkopf gelegt wird, oder mit dem sogenannten Intubationsschlauch, der in die Luftröhre eingeführt wird. Die Intubationsnarkose ist heute das gebräuchlichste Narkoseverfahren, auch weil es den Patienten am wenigsten belastet und gut zu beherrschen ist. Während der Operation überwacht der Anästhesist die Narkose und die Funktion aller lebenswichtigen Organe

Da bei der Vollnarkose das Bewußtsein und jegliches Schmerzempfinden ausgeschaltet werden, bekommen Sie als Patient von dem Eingriff nichts mit. Bis Sie aufwachen, werden Sie mit Geräten überwacht, damit bei eventuell auftretenden Komplikationen sofort eingegriffen werden kann.

ÖRTLICHE BETÄUBUNG

Bei örtlicher Betäubung (Lokalanästhesie) bleibt der Patient bei vollem Bewußtsein, nur die Schmerzempfindung in dem zu operierenden Bereich und seinem Umfeld wird ausgeschaltet, und zwar durch das Einspritzen eines Betäubungsmittels ins Gewebe.

Oft wird die örtliche Betäubung auch mit einem Dämmerschlaf kombiniert. Dabei wird durch das Injizieren eines Betäubungsmittels das Bewußtsein eingeschränkt. Der Patient nimmt die Operation mit ihrem Ablauf nur undeutlich wahr, ist jedoch während des gesamten Eingriffs ansprechbar.

Um die Operationsrisiken so gering wie möglich zu halten, ist es sehr wichtig, den Operateur und den Narkosearzt über alle Dinge zu informieren, die mit Ihrem Gesundheitszustand zusammenhängen.

DIE SCHÖNHEIT UND IHRE PREISE – WAS KOSTET WIEVIEL?

Der Patient bezahlt bei einer Schönheitsoperation nicht allein den Preis für den durchgeführten Eingriff, sondern auch für die Erfahrung des Operierenden, sein Können und seinen Namen.

Die Preise, die in diesem Buch für die einzelnen chirurgischen Eingriffe genannt werden, sind Durchschnittswerte für eine erste Orientierung. Wie teuer tatsächlich eine Brustvergrößerung oder ein Facelifting im speziellen Einzelfall ist, hängt von mehreren Dingen ab.

Der Preis für einen Eingriff ist von Arzt zu Arzt unterschiedlich. Ein noch junger plastischer Chirurg mit einer durchschnittlich ausgestatteten Praxis wird in der Regel weniger verlangen als ein erfahrener Fachmann, der eine luxuriös eingerichtete Privatklinik in einer teuren Wohngegend betreibt, und dieser wiederum weniger als ein Arzt, der zur Zeit in aller Munde ist und die Prominenz aus der Film- und Musikbranche behandelt.

Ob eine Brustvergrößerung nun 7000 oder 10 000 DM kostet, hängt aber auch davon ab, ob es sich um einen durchschnittlich aufwendigen Fall handelt oder ob besondere Umstände einen Mehraufwand erfordern.

Natürlich ist bei der Kostenaufstellung auch entscheidend, ob der Eingriff ambulant oder stationär, in lokaler Betäubung oder in Vollnarkose durchgeführt wird. Bei einem mehrtägigen Klinikaufenthalt kommen zu den Kosten für den eigentlichen Eingriff die Arbeit des Narkosearztes, der Pflegekräfte, der Krankenhausaufenthalt als solcher und einiges mehr hinzu. Die Gesamtkosten können da schon leicht das Doppelte des Honorars für den operierenden Arzt betragen.

Es ist immer ratsam, sich einen ausführlichen Kostenvoranschlag vom Arzt geben zu lassen, in dem nicht nur das Arzthonorar, sondern auch die zu erwartenden Nebenkosten aufgelistet werden, um spätere Überraschungen und eventuelle Streitigkeiten zu vermeiden.

DIE HONORARE FÜR SCHÖNHEITSOPERATIONEN AUF EINEN BLICK

- **Facelifting**: ab 12 000 DM
- **Lidkorrektur**: 3000 bis 4000 DM für beide Ober- oder beide Unterlider
- **Stirnlifting**: ca 6000 DM
- **Nasenkorrektur**: 3000 bis 8000 DM
- **Wangenkorrektur**: ca. 6000 DM
- **Lippenvergrößerung**: ca. 2000 DM
- **Kinnveränderung**: ca. 4000 DM
- **Doppelkinn-Fettabsaugung**: ca. 3000 DM
- **Halsstraffung**: ca. 9000 DM
- **Ohren anlegen**: ca. 4000 DM
- **Haartransplantation**: ab 2000 DM

- **Bruststraffung**: 7000 bis 9000 DM
- **Brustvergrößerung**: 7000 bis 10 000 DM (inkl. Implantate)
- **Brustverkleinerung**: 7000 bis 9000 DM
- **Bauchdeckenplastik**: ca. 9000 DM
- **Fettabsaugung am Bauch**: 3000 bis 5000 DM
- **Fettabsaugung an Oberschenkeln und Gesäß**: 3000 bis 8000 DM
- **Oberschenkelstraffung**: ca. 8000 DM
- **Penisvergrößerung**: 6000 bis 10 000 DM

- **Beseitigung von Tätowierungen**: ab 500 DM pro Sitzung
- **Laserbehandlung von Altersflecken**: ab 500 DM pro Sitzung
- **Laserbehandlung des ganzen Gesichts**: 6000 bis 8000 DM
- **Peeling**: 70 bis 150 DM pro Sitzung (Blue Peeling: 850 bis 1000 DM)
- **Behandlung mit Artecoll**: ab 1200 DM

Die hier genannten Preise sind nicht verbindlich und beinhalten keine Nebenkosten (Narkose, Klinikaufenthalt usw.).

WANN ZAHLEN DIE KRANKENKASSEN?

Leistungspflicht besteht bei den Krankenkassen, wenn eine Behandlung medizinisch notwendig ist, das heißt, wenn eine Krankheit erkannt, geheilt, ihre Verschlimmerung verhütet oder Beschwerden, die mit der Krankheit einhergehen, gelindert werden können. Allerdings ist der Begriff Krankheit im Gesetz nicht definiert. Der Grund dafür ist: Was krank bedeutet, unterliegt ständig Änderungen.

Zur Begründung der medizinischen Notwendigkeit wird häufig ärztlich bestätigt, psychische Störungen machten die Behandlung erforderlich. Für die Leistungspflicht ist jedoch entscheidend, ob es sich um psychische Störungen von echtem Krankheitswert handelt, die eventuell schon behandelt worden sind. Ein gemindertes Selbstwertgefühl, Unzufriedenheit oder das Empfinden, nicht schön zu sein, sind nicht gleichzusetzen mit psychischen Störungen von Krankheitswert. Zur ersten Orientierung im folgenden einige Anhaltspunkte:

FACELIFTING

Für Straffungen der Gesichtshaut übernehmen die Krankenkassen die Kosten nicht, weil es sich um einen verjüngenden kosmetischen Eingriff handelt weil also keine medizinische Notwendigkeit besteht

LIDKORREKTUR

Die Krankenkassen tragen die Kosten für eine Korrektur der Augenlider, wenn beispielsweise das hängende Oberlid die Sicht einschränkt.

NASENPLASTIK

Behindert eine krumme Nase die Atmung, übernehmen die Kassen die Kosten. Meistens sind die Korrekturen der äußeren Nasenform jedoch rein kosmetische Eingriffe.

Die Kosten für Operationen, die der Verschönerung oder Verjüngung eines Patienten dienen, werden von den Krankenkassen nicht erstattet. Nicht selten sind jedoch medizinische und ästhetische Gründe miteinander verflochten, und die Grenze zwischen medizinischer und ästhetischer Notwendigkeit ist nicht immer klar. In solchen Fällen entscheidet der Arzt, um was für einen Eingriff es sich tatsächlich handelt.

BRUSTVERGRÖSSERUNG

Bei einer Vergrößerung der Brust handelt es sich immer um einen kosmetischen Eingriff, dessen Kosten die Krankenkassen nicht übernehmen.

BRUSTVERKLEINERUNG

Da durch das Gewicht einer sehr großen und schweren Brust z. B. Rückenschmerzen oder Ekzeme in der Brustumschlagfalte entstehen können, ist eine Verkleinerung oft medizinisch notwendig und wird dann auch von den Kassen bezahlt.

BRUSTSTRAFFUNG

Bei einer Bruststraffung übernehmen die Krankenkassen keine Kosten.

ANLEGEN DER OHREN

Die Kosten für die Korrektur abstehender Ohren werden bei Kindern und Jugendlichen von den Krankenkassen übernommen. Bei Erwachsenen seltener, es kommt auf den Einzelfall an.

FETTABSAUGUNG

Die Fettabsaugung ist ein kosmetischer Eingriff am Körper und wird von den Kassen nicht bezahlt.

KORREKTUR VON NARBEN UND HAUTPROBLEMEN

Die Kosten für Narbenkorrekturen werden übernommen, wenn die Narben zu Funktionsstörungen führen oder wenn sie den Patienten entstellen. Keine Leistung erfolgt bei Beseitigung von Tätowierungen oder bei Korrekturen von Narben, die ästhetische chirurgische Eingriffe hinterlassen haben. Feuermale sind als Krankheit definiert, deren Beseitigung wird bezahlt.

HAARTRANSPLANTATION

Die Beseitigung einer Glatze ist meistens (Ausnahme sind Haarverlust nach Verbrennungen oder infolge von Krankheiten) ein kosmetischer Eingriff, für den die Kassen nicht zahlen.

Bei Eingriffen im Rahmen der Wiederherstellungschirurgie, zum Beispiel nach Unfällen oder Verbrennungen, leisten die Krankenkassen immer. Auch der Wiederaufbau der Brust nach einer Amputation wird von den Krankenkassen voll gezahlt.

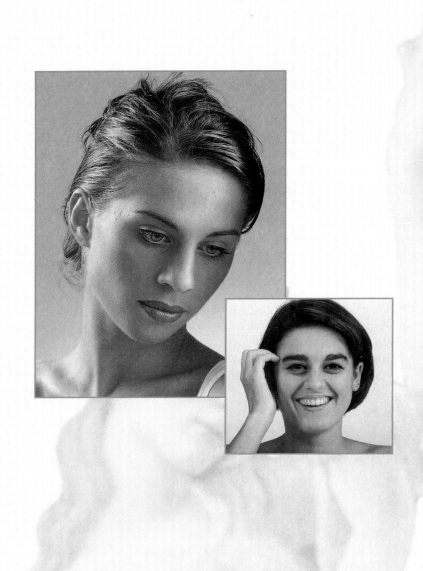

Das Gesicht – das Fenster zum Ich

„Kurze Haare überm Ohr,
weiße und kräftige Stirn,
apfelfrisches Gesicht;
ebenmäßige und gerade Nase,
niemals saht ihr eine Frau, so wohlgeformt …"

Anonymus

WENN DIE SPUREN DER JAHRE
ZUR LAST FALLEN – FACELIFTING

Es gibt viele Gründe, warum sich Menschen einem Facelifting unterziehen: Einige im fortgeschrittenen Alter fühlen sich innerlich noch jung und wollen, daß auch das Äußere mithält. Einige möchten mit ihrer Vergangenheit abschließen, indem sie sich die Falten glätten lassen. Andere wiederum hoffen, daß sie mit einem jugendlicheren, frischeren Gesicht bessere Chancen im Beruf und auch beim anderen Geschlecht haben. Welchen Grund Sie für diesen Eingriff auch haben mögen, wichtig sind zunächst vier Dinge:

Rosalia, M., 52 Jahre

Nein, ich fühle mich nicht alt. Im Gegenteil, ich bin voller Tatendrang, voller Lebensfreude, ich tanze immer noch leidenschaftlich gern, ich ziehe mich gern extravagant an, ich lade regelmäßig Freunde zu großen Partys zu uns ein und gehe häufig aus. Und ich bin Großmutter, eine verrückte Großmutter, die jeden Unsinn mit ihren Enkeln anstellt. Mein einziges Problem war: Ich fühlte mich noch so jung, sah aber viel, viel zu alt aus. Mehrmals habe ich dieses Thema im Familienkreis angesprochen und vorsichtig angedeutet, daß es ja auch Faceliftings gibt und ob das nicht für mich auch eine Lösung wäre. Die Reaktionen meiner Familie reichten vom Entsetzen über großer Skepsis bis hin zum Auslachen. Ein „Maskengesicht" würde ich bekommen und „ein fremder Mensch" würde ich plötzlich für sie sein, sagten sie. Mein Sohn meinte sogar, als Großmutter müsse ich doch nicht jung und frisch aussehen, das wäre doch irgendwie komisch. Von wegen komisch! Ich habe es doch getan. Meinen Mann konnte ich in einigen Gesprächen von meiner Idee überzeugen. Er half mir, einen guten Arzt zu finden, und ging auch mit zum Beratungsgespräch. Vom Eingriff selbst habe ich nicht viel mitbekommen, und die Zeit danach war nicht gerade angenehm, aber genau so wie man es mir geschildert hatte. Und ich bereue nicht, daß ich sie auf mich genommen habe, denn das Ergebnis, das ich von Woche zu Woche klarer sehen konnte, hat mich begeistert. Und meinen Sohn übrigens auch. Der sagte kürzlich sogar „Hallo, Puppe!" zu mir.

- Lassen Sie Ihr Gesicht nur liften, wenn sie selbst es wirklich wollen.
- Erwarten Sie nicht, nach einem Facelifting ein völlig faltenfreies, glattes Gesicht zu bekommen oder gar die Jugend zurückzugewinnen.
- Suchen Sie den Arzt, von dem Sie den Eingriff durchführen lassen wollen, sehr sorgfältig aus.
- Lassen Sie sich von ihm alles, was mit dieser Operation zusammenhängt, detailliert erklären.

Die ersten Faceliftings wurden nicht, wie viele annehmen in den USA, sondern in Deutschland, und zwar in Berlin zu Beginn unseres Jahrhunderts durchgeführt.

WAS KANN MIT EINEM FACELIFTING ERREICHT WERDEN?

Ziel eines Faceliftings ist es, die gealterte, erschlaffte Gesichtshaut alleine oder zusammen mit dem darunterliegenden Bindegewebe zu straffen und damit auch Falten deutlich zu mildern.

Vollständig entfernen lassen sich die Falten nicht, weil man dazu die Haut zu sehr spannen müßte. Das hätte zwangsläufig einen maskenhaften Gesichtsausdruck zur Folge.

Die Chirurgen gliedern das Gesicht in drei Einheiten. Der erste Abschnitt umfaßt Stirn und Augen, der zweite Nase und Mundpartie und der dritte die Halsregion. Alle drei Bereiche können während einer einzigen Operation behandelt werden, viele plastische Chirurgen beschränken sich aber auch auf die jeweils benachbarten Gesichtsabschnitte. So werden zum Beispiel oft Stirn und Augenpartie zusammen mit der Nase und der Mundpartie geliftet, oder die Nase und die Mundpartie zusammen mit der Halsregion.

WAS PASSIERT VOR DER OPERATION?

Vor dem Eingriff fotografiert man Ihr Gesicht von vorne und von der Seite, um später einen Vergleich zum Operationsergebnis zu haben. Die Haare müssen gewaschen und desinfiziert werden. Manchmal müssen auch dünne Haarstreifen rasiert werden. Einige Ärzte zeichnen auf der Gesichtshaut die Linien ein, entlang derer sie schneiden werden, andere verzichten darauf.

Der Eingriff erfolgt meistens unter Vollnarkose. Die örtliche Betäubung mit Dämmerschlaf ist natürlich möglich, wird allerdings selten gewählt.

Beim Stirnlifting wurde früher ein Schnitt von einem Ohr zum anderen gelegt. Je nach Stirnform verlief er entweder direkt entlang der Stirn-Haar-Grenze oder bogenförmig im Haar. Dann hob der Chirurg die Kopfschwarte ab, löste die Stirnmuskeln ab, die an der Mimik beteiligt sind und die Zornesfalten entstehen lassen, und entfernte beziehungsweise schwächte diese Muskel.

Heute bevorzugt man für diese Art des Liftens endoskopische Techniken. Sie hinterlassen viel kleinere Narben und machen den Eingriff selbst wie auch die Zeit danach für den Patienten einfacher.

Beim unteren Facelifting verläuft der Schnitt vom Schläfenbereich (im Haar), entlang des Ohrs und hinter dem Ohrläppchen herum bis etwa zum behaarten Nackenbereich.

Soll ein **großes Facelifting** durchgeführt werden, bedeutet das, daß sowohl die Haut als auch das Unterhautbindegewebe abgelöst und gestrafft werden müssen. Beim sogenannten **Face-Neck-Lifting** wird zusätzlich auch der Halsbereich in den Eingriff mit einbezogen.

Schließlich gibt es auch das sogenannte **Minilifting**, bei dem die Haut nur seitlich gestrafft wird. Diese Methode, mit der übrigens das Facelifting Anfang unseres Jahrhunderts begann, eignet sich eher dann, wenn der Alterungsprozeß noch nicht weit fortgeschritten ist.

Der Eingriff ist einfacher und dauert in der Regel nur eine Stunde (für die anderen Faceliftings braucht der Chirurg zwei und mehr Stunden), dafür hält aber das Ergebnis auch viel kürzer an. Meistens kann man davon ausgehen, daß nach wenigen Jahren, etwa vier bis sechs, ein verjüngender Effekt im Gesicht nicht mehr zu sehen ist.

Die ersten Faceliftings, die durchgeführt wurden, entsprachen dem heutigen Minilifting, bei dem lediglich die Haut seitlich gestrafft wird.

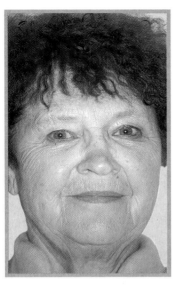
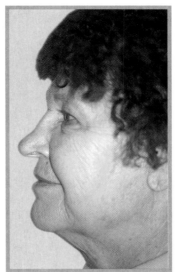

Viele Falten und Fältchen prägten das Gesicht dieser Patientin (obere Bilder). Nach dem Facelifting ist die Haut auffallend glatter, die Frau sieht um viele Jahre jünger aus (untere Bilder).

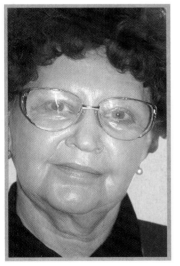
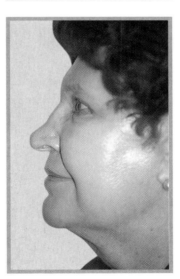

Wurden die Haut und das Unterhautbindegewebe beziehungsweise nur die Haut gestrafft, entfernt der Chirurg den Überschuß entlang der Wundränder und vernäht die Wunde mit sehr feinen Nähten. Manchmal verwendet man bei Wunden in behaarten Bereichen nur Klammern. Die Drainagen, die eingelegt werden, helfen Wundsekrete abzusaugen.

Es dauert schon eine gewisse Zeit, bis das Ergebnis eines Faceliftings zu sehen ist. Zuvor müssen sich Schwellungen und Blutergüsse zurückgebildet haben.

Für die ersten Tage nach dem Eingriff wird ein Kopfverband angelegt, der regelmäßig vom Arzt gewechselt werden muß.

WAS IST NACH DEM EINGRIFF WICHTIG?

Der Augenblick, in dem man das geliftete Gesicht nach Entfernen des Verbandes zum ersten Mal sieht, ist für die meisten Patientinnen enttäuschend. Das Gesicht ist geschwollen und blau verfärbt. Von einer Verschönerung oder Verjüngung ist nichts zu sehen. Doch das Bild verbessert sich von Tag zu Tag. Nach etwa zwei Wochen, wenn auch die Fäden gezogen werden, haben sich im Normalfall die Schwellungen und Blutergüsse zurückgebildet. Die Narben sind dann jedoch noch gerötet. Man kann davon ausgehen, daß erst nach etwa sechs Wochen das endgültige Operationsergebnis sichtbar ist. Beim Minilifting ist dieser Heilungsprozeß deutlich kürzer.

Direkter Sonnenbestrahlung sollte man das Gesicht so lange nicht aussetzen, bis die Narbenbildung nicht vollständig abgeschlossen ist. Das ist nach drei bis sechs Monaten der Fall. Wird zu früh mit Sonnenbädern begonnen, kann es wieder zu Schwellungen und Rötungen der Narben kommen. Gleiches gilt auch für Saunabesuche.

Eine Wiederholung des Eingriffs ist nach Jahren, wenn der Verjüngungseffekt nicht mehr sichtbar ist und die Haut wieder zu erschlaffen beginnt, möglich. Sie sollten allerdings bedenken, daß mehrere Wiederholungen zwangsläufig zu einem maskenhaften Gesichtsausdruck führen, der nichts mehr mit Verjüngung oder Verschönerung zu tun hat.

WELCHE KOMPLIKATIONEN SIND MÖGLICH?

Die Operationstechniken bei Faceliftings wurden in den letzten Jahren immer weiter vervollkommnet, so daß die Risiken von Komplikationen stetig verringert wurden. Dennoch lassen sie sich nie ausschließen. Bei einem in dieser Operation erfahrenen plastischen Chirurgen wird es mit größerer Wahrscheinlichkeit weniger Komplikationen geben als bei einem noch ganz unerfahrenen Arzt. Eine Garantie für ein aus medizinischer wie auch ästhetischer Sicht perfektes Ergebnis kann kein Arzt geben.

Möglich sind zeitweise, sehr selten dauerhafte, **Lähmungen** einzelner Gesichtsteile, zu denen es kommt, wenn Nerven verletzt werden.

Sehr selten sind **Infektionen** der Wunde. Verminderte Gefühlsempfindungen und Spannungsgefühle lassen im Laufe der Zeit von selbst nach.

Nicht auszuschließen ist **Haarausfall** im Bereich der Narben, der nicht immer in einer Nachoperation behoben werden kann, oder ein veränderter Haaransatz hinter dem Ohr.

Narben hinterlassen alle Schönheitsoperationen, so auch ein Facelifting. Der Chirurg ist jedoch bemüht, sie so zu legen, daß sie später kaum auffallen, nämlich im Haar oder direkt am Haaransatz und entlang und hinter dem Ohr. Es kann jedoch sein, daß Frauen nach so einem Eingriff nicht jede beliebige Frisur tragen können, ohne die Narben sichtbar werden zu lassen. Das könnte beispielsweise bei einer Hochsteckfrisur der Fall sein. Bleiben unschöne, große Narben zurück, liegt das oft an der schlechten Nahttechnik des Arztes. Sie können aber nach vollständiger Heilung mit verschiedenen Methoden recht gut behandelt werden.

Menschen, die zu verstärkter Narbenbildung neigen, müssen von vornherein mit auffälligeren Narben rechnen oder sollten sich vielleicht gar nicht einem Facelifting unterziehen.

Zu **ästhetischen Einbußen** des Operationsergebnisses kann es kommen, wenn nicht sorgfältig genug gearbeitet wurde oder wenn der Arzt noch keine Erfahrung mit Faceliftings hat. Zum Beispiel kann zuviel Haut entfernt worden sein, so daß das Gesicht wie eine Maske wirkt. Tun kann man in so einem Fall leider nur eines: abwarten, bis das Gewebe im Laufe der Zeit etwas nachgibt und die zu starke Hautstraffung nachläßt.

Ein Facelifting kostet ab 12 000 DM. Die Krankenkassen übernehmen die Kosten nicht, weil es sich um keine Krankheit, sondern um einen ästhetischen Eingriff am Körper handelt.

Drängen Sie Ihren Arzt übrigens nicht dazu, zuviel Haut abzutragen, weil auch das dazu führt, daß Narben später auffälliger werden.

WENN DENK- UND ZORNESFALTEN STÖREN – STIRNLIFTING

Wer aus schlechter Angewohnheit regelmäßig beim Sprechen oder Nachdenken die Stirn runzelt oder nicht gut sieht und automatisch beim angestrengten Schauen die Stirn in Falten legt, bekommt bereits in jungen Jahren senkrechte und quer verlaufende Falten auf der Stirn. Im Alter prägen sie bei den meisten Menschen als Spuren ihrer lebenslangen Mimik das Gesicht.

VERALTETE TECHNIK

Bei einem klassischen Stirnlifting ist ein recht großer Schnitt notwendig. Er reicht von einem Ohr über die Kopfhaut bis zum anderen Ohr und verläuft im Bereich der behaarten Kopfhaut. Bei Menschen mit hoher Stirn muß der Schnitt unmittelbar vor dem Haaransatz gelegt werden, damit durch die Straffung die Stirn optisch nicht noch größer wirkt. Bei solcher Schnittführung können zurückbleibende Narben nicht durch Haare verdeckt werden. Auffällig bleiben Narben auch bei Menschen mit „Geheimratsecken" oder wenn sie generell wenig Haare auf diesem Teil des Kopfes haben.

Die Kopfschwarte wird vom darunterliegenden Gewebe abgetrennt und einzelne Muskelstränge, die für die Faltenbildung verantwortlich sind, entfernt oder geschwächt und überschüssige Haut entfernt. Dann zieht der Arzt die Stirnhaut nach oben straff und vernäht die Wundränder. Nachteil dieser Methode ist, außer der großen Narbe, daß mit der „neuen" Stirn die gewohnte Mimik nicht immer möglich ist, das bedeutet, daß die Bewegungsfreiheit stark eingeschränkt werden kann.

ENDOSKOPISCHES STIRNLIFTING

Grundlage für die Entwicklung des endoskopischen Stirnliftings war die Idee, den Hautüberschuß von

Man kann davon ausgehen, daß in nächster Zukunft endoskopische Verfahren so weit ausgereift sind, daß sie sich im Bereich der ästhetischen Chirurgie nicht nur für das Stirnlifting eignen, sondern auch etwa beim Facelifting erfolgreich angewandt werden können.

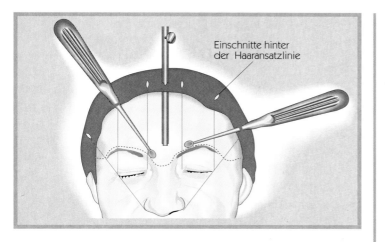

Einschnitte hinter
der Haaransatzlinie

vorne nach hinten zu verlagern, um die große, nicht immer zu verdeckende Narbe, die das klassische Stirnlifting hinterläßt, hinten auf dem Kopf unter den Haaren zu verstecken.

Weitere Vorteile dieser Methode sind kleinere Narben wegen kleiner Einschnitte und ein schnellerer Heilungsverlauf. Auch die Beweglichkeit der Stirn wird viel weniger eingeschränkt als bei der zuvor beschriebenen Operationsmethode. Der Eingriff erfolgt unter Vollnarkose und erfordert einen zwei- bis dreitägigen Klinikaufenthalt.

Notwendig sind beim endoskopischen Stirnlifting vier bis sechs Einschnitte, die senkrecht etwa zwei Zentimeter oberhalb der Haaransatzlinie gelegt werden. Durch sie führt der Chirurg die Instrumente unter die Stirnhaut und bearbeitet, also schwächt die Stirnmuskeln, die für die Mimik zuständig sind. Dann wird die Kopfschwarte (beziehungsweise der Hautüberschuß) nach hinten verlagert und fixiert.

Aufgrund der kleineren Wunden ist nach einem endoskopischen Stirnlifting der Heilungsverlauf im Vergleich zur klassischen Operationsmethode viel kürzer. Schwellungen und Blutungen klingen nach etwa einer Woche ab. Taubheitsgefühle im Stirnbereich lassen sich zwar auch mit dieser Operationsmethode nicht immer ausschließen, sie klingen jedoch schneller ab.

Eine erschlaffte, faltige Stirnhaut drückt oft die Augenbrauen nach unten, so daß sie auffällig herabhängen. Auch diese Erscheinung kann gut mit einem endoskopischen Stirnlifting korrigiert werden.

NEUER AUSDRUCK FÜR DIE AUGEN – LIDKORREKTUREN

Traurigkeit, Zorn, Angst, Freude – kein anderer Gesichtsteil vermag unsere Emotionen so gut auszudrücken wie die Augen. Man sagt ja auch ganz zu Recht, daß die Augen in die Seele eines Menschen blicken lassen. Ein Gesicht kann noch so schön und vollkommen sein, wenn die Augen müde oder traurig wirken, ist der Gesamteindruck beeinträchtigt.

Umgekehrt gilt: Ein weniger attraktives oder bereits gealtertes Gesicht wirkt durch wache, fröhliche Augen schöner und um Jahre jünger.

Eine Korrektur der Augenlider hat nicht nur etwas mit gealterter, faltiger Haut zu tun. Korrigiert werden vor allem Schlupflider und Tränensäcke, und das sind vererbte anatomische Merkmale, die bereits in jungen Jahren sichtbar sind und sich dann im Laufe der Zeit stärker ausprägen. Der operative Eingriff, der empfehlenswert ist, um den Makel zu beheben, ist verhältnismäßig risikoarm. Er gehört bei Frauen (nach Brustkorrekturen) wie auch bei Männern (nach Nasenkorrekturen) zu den häufigsten Schönheitsoperationen.

ERKRANKUNGEN MÜSSEN AUSGESCHLOSSEN SEIN

Bevor eine solche Schönheitsoperation an den Augen durchgeführt wird, muß ärztlich ausgeschlossen werden, daß eine Schwellung der Lider nicht mit bestimmten Erkrankungen zusammenhängt.

So können Störungen der Schilddrüsen- oder der Nierenfunktion Augenlider anschwellen lassen. Das ist auch bei chronischen Allergien der Fall. Und auch wenn Sie zuviel Alkohol trinken oder zuwenig schlafen, schlägt sich das in geschwollenen Lidern nieder.

Eine Operation kann in all diesen Fällen nicht den gewünschten Erfolg bringen, behandelt werden muß die Ursache der Schwellung, also die Krankheit.

Die Krankenkassen tragen die Kosten für diese Eingriffe nur, wenn sie einer Verbesserung der Sehfähigkeit dienen, wenn also der Hautüberschuß so extrem ist, daß das Sichtfeld eingeschränkt ist – das kommt allerdings selten vor.

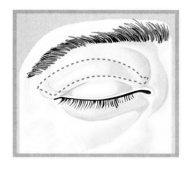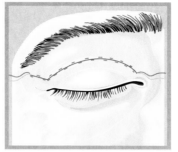

STRAFFEN DER OBERLIDER

Vor dem Eingriff muß der Arzt ausmessen, wieviel Haut er von den Schlupf- oder Hängelidern ausschneiden soll, und er markiert auch auf den Lidern den zu entfernenden sichelförmigen Hautstreifen. Entfernt er zuviel, besteht die Gefahr, daß man die Augen nicht mehr ganz schließen kann. Wird zuwenig entfernt, kommt es recht bald wieder zu einer Hauterschlaffung.

Viele Patienten wollen absolut glatte Oberlider haben. Das ist ab einem bestimmten Alter nicht zu erreichen. Wichtig ist, daß man das Auge nach der Operation wieder normal schließen kann, und dazu muß ein kleiner Resthautüberschuß bleiben.

Die Schnitte verlaufen vom inneren bis zum äußeren Augenwinkel und etwas über diesen hinaus. Sie müssen so gelegt werden, daß die Narbe, die sie zurücklassen, in der Lidfalte liegt. Lediglich auf einigen Millimetern an den äußeren Lidrändern wird später bei genauem Hinsehen die Narbe als dünne Linie zu sehen sein.

Eine Oberlidstraffung bei beiden Augen dauert etwa eine Stunde und erfolgt unter örtlicher Betäubung. Bereits wenige Stunden nach der Operation läßt der Wundschmerz nach.

WAS IST NACH DEM EINGRIFF ZU BEACHTEN?

Nach etwa sechs Tagen werden die Fäden gezogen. Blutergüsse und Schwellungen haben sich in der Regel nach zehn Tagen zurückgebildet. Um keine Ent-

Die Augenpartie dieser jungen Frau sah wegen der Schlupflider immer geschwollen und müde aus (Abb. oben). Nach der Operation sind die Augen viel ausdrucksstärker (Abb. unten).

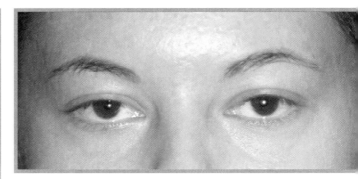

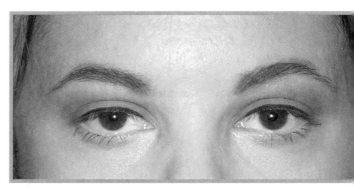

Patientin mit altersbedingter Erschlaffung der Oberlider (Abb. oben) und nach dem Eingriff (Abb. unten).

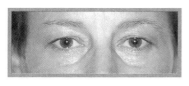

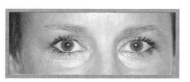

zündungen zu riskieren, sollte mit dem Schminken der Augen bis zum Ziehen der Fäden gewartet werden. Solange der Prozeß der Narbenbildung nicht abgeschlossen ist – das ist erst dann der Fall, wenn die anfänglich gerötete und geschwollene Narbe zu einer dünnen hellen Linie geworden ist, nach etwa drei Monaten – sollte die Augenpartie am besten keiner direkten Sonneneinstrahlung ausgesetzt sein. Wie lange das Ergebnis einer Oberlidstraffung erhalten bleibt hängt natürlich davon ab, wie das Bindegewebe beschaffen ist, das ist von Mensch zu Mensch verschieden. Man kann aber sagen, daß der Effekt einer solchen Straffung im Durchschnitt zehn bis fünfzehn Jahre anhält.

WELCHE KOMPLIKATIONEN SIND MÖGLICH?

In seltenen Fällen kann es zu Nachblutungen kommen. Dann ist es sehr wichtig, den behandelnden

Arzt zu informieren beziehungsweise aufzusuchen. Werden die Blutungen nämlich nicht rechtzeitig gestillt, kann es zu Sehstörungen kommen.

Es ist kein Grund zur Beunruhigung, wenn man die Lider in den ersten Tagen nach dem Eingriff nicht ganz schließen kann. Das hängt mit der Schwellung zusammen. In sehr seltenen Fällen hält sich das Problem einige Monate. Läßt sich das Auge nicht ganz schließen, weil zuviel Haut entfernt wurde, ist eine Nachoperation möglich. Auch ungleichmäßig geformte Augenlider können in einem erneuten operativen Eingriff korrigiert werden.

STRAFFEN DER UNTERLIDER

Es gibt zwei Operationstechniken zur Straffung der Unterlidhaut und zur Beseitigung von Tränensäcken. Bei der einen wird ein Schnitt etwa ein bis zwei Millimeter unterhalb der Wimpernlinie und noch ein wenig über den äußeren Augenwinkel hinaus gelegt. Ähnlich wie der Schnitt bei der Oberlidkorrektur bleibt später unter dem Lid von dem Eingriff nur eine dünne Linie zurück.

Die zweite Methode hinterläßt außen auf der Haut überhaupt keine Narbe, denn geschnitten wird in diesem Fall im Bindehautsack. Eine Straffung der Haut ist bei dieser Technik allerdings nicht möglich, entfernt werden können auf diese Weise nur die Tränensäcke, also Fettgewebe. Die feinen Knitterfalten werden meistens mit dem Laser behandelt.

Für die Zeit nach der Unterlidstraffung gelten die gleichen Verhaltensmaßnahmen wie auch bei der Oberlidstraffung genannt. Auch die möglichen Komplikationen sind gleich. Beim Entfernen von zuviel Gewebe kann es unter Umständen zu einem „Triefauge" kommen, das heißt, daß das Unterlid nicht mehr am Augapfel anliegt. Der Fehler muß in einer Nachoperation korrigiert werden.

Beide Eingriffe, die Straffung der Ober- und der Unterlider, werden sehr oft in einer Operation gleichzeitig gemacht.

Lidkorrekturen werden heute auch mit Hilfe des Lasers gemacht.

Wenn ein „Triefauge" nach der Operation entsteht, ist natürlich nicht immer der Arzt daran schuld. Es gibt verschiedene Gründe, die dazu führen können, zum Beispiel Entzündungen oder Vernarbungen.

47

ZU LANG, ZU BREIT, GEKRÜMMT? NASENPLASTIKEN

E s gibt keine Nase, die in ihrer Form nicht korrigiert werden könnte. Hakennasen, Adlernasen, Sattelnasen, schiefe Nasen – sie alle können begradigt, verkürzt, verlängert oder verschmälert werden. Unabhängig davon, wie eine Nase korrigiert werden soll, muß die neue Form so gewählt werden, daß sie zu ihrem Träger paßt.

Zwar gibt es geometrische Berechnungen, die genau definieren, wie lang und in welchem Winkel die ideale Nase zum restlichen Gesicht stehen soll, und der Chirurg ist bei einer Nasenplastik wie bei kaum einer anderen Schönheitsoperation auf mathematische Berechnungen angewiesen, das alles sind jedoch theoretische Orientierungswerte, die von Fall zu Fall variiert werden müssen, wenn ein optimales Ergebnis erreicht werden soll.

Das Gespür für solche Feinheiten und die Fähigkeit, sie umzusetzen, machen einen plastischen Chirurgen erst zum Könner auf dem Gebiet der Nasenplastiken.

EIN WENIG GESCHICHTE

Man kann durchaus sagen, daß die plastische Chirurgie mit den Korrekturen der Nasen geboren wurde. Und warum war es gerade die Nase? Dafür gab es triftige Gründe: Das Abschneiden dieses Organs war in vielen Ländern und Kulturen der vorchristlicher Zeit eine weit verbreitete Strafe für Ehebrecher, Verräter, für solche, die verschiedene irdische oder göttliche Gesetze verletzt hatten. Jeder so verstümmelte wurde von den Mitmenschen sofort als Verbreche erkannt, beschimpft und verjagt. Aber auch einige Krankheiten, beispielsweise Hauttuberkulose oder Syphilis, griffen die Nase an und ließen sie abfallen.

Diejenigen, die diese Entstellungen beheben wollten, arbeiteten in der Regel heimlich, denn Hilfe z

Nasenplastiken sind die ältesten plastischen Operationen und wurden lange vor unserer Zeitrechnung durchgeführt.

48

Petra K., 39 Jahre

Seit ich denken kann, habe ich unter meiner Höckernase gelitten. Mit zwanzig ließ ich sie von einem Schönheitschirurgen korrigieren. Ich versprach mir ungeheuer viel von diesem Schritt und hatte auch ein gutes Gefühl vor der Operation: Mit dem Arzt war alles genau besprochen, er hat mir erklärt, wie die „neue" Nase aussehen würde, wie er beim Eingriff vorgehen wollte. Auch über die möglichen Risiken wußte ich Bescheid. Der Arzt versicherte mir, daß nichts schiefgehen würde. Es ging aber schief, und meine Enttäuschung war genauso groß wie vorher die Unzufriedenheit über den Höcker. Der große Höcker wurde „ersetzt" durch einen kleinen. Der Arzt hat, aus welchen Gründen auch immer, nur den Knochen bearbeitet, nicht auch den Knorpel. Nach diesem Fiasko wollte ich lange Zeit nichts mehr von irgendwelchen Schönheitsoperationen wissen und begann mich mit meiner Nase abzufinden. Dann las ich einen Bericht über Nasenplastiken und darüber, was machbar ist und was nicht. Der alte Wunsch flammte wieder auf – einmal noch wollte ich es versuchen. Ich ging zu einem anderen Arzt, dessen Namen ich von einer Arbeitskollegin erfuhr. Und es war die beste Entscheidung, die ich in meinem bisherigen Leben getroffen habe: Er verlieh mir endlich die Nase, die ich immer haben wollte – und die ich, wenn Unfälle oder Krankheiten sie verschonen, für immer behalten darf.

leisten bedeutete in solchen Fällen – auch wenn eine Krankheit die Ursache für die fehlende Nase war, sah man es als verdiente Strafe an –, die Entscheidungen und Wünsche Gottes oder des weltlichen Herrschers zu mißachten.

Die ältesten Nasenersatzplastiken wurden im 6. Jahrhundert vor Christus in Indien durchgeführt. Von dort verbreitete sich das Wissen von der Vorgehensweise bei dem Eingriff im Laufe der Jahrhunderte auf Handelswegen über Persien und arabische Länder bis nach Sizilien und von dort schließlich in die restliche Welt.

Zunächst formte man fehlende oder deformierte Nasen mit Hautstücken, die von der Stirn oder vom Oberarm entnommen wurden. Die ersten operativen Nasenkorrekturen, die ohne äußere Schnitte auskamen, wurden gegen Ende des 19. Jahrhunderts durchgeführt.

Die Nase dieser jungen Frau war für ihr Gesicht viel zu groß und außerdem ungleichmäßig geformt (Abb. oben links). Die korrigierte Nase fügt sich ideal in die Gesichtsproportionen (Abb. oben rechts). In der unteren Reihe sieht man eine Patientin mit krummer Nase (Abb. unten links) und nach der Operation (Abb. unten rechts).

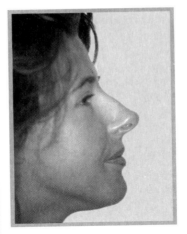
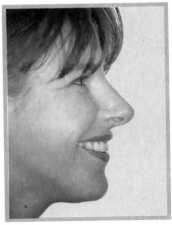
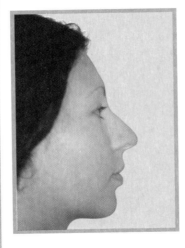
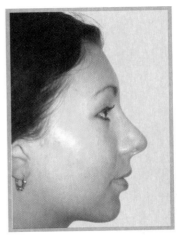

DIE VORBEREITUNG DES EINGRIFFS

Vor einer Nasenplastik muß der Arzt überprüfen, ob die Atmungsfunktion und Schleimhaut der Nase in Ordnung sind. Bei einer chronischen Entzündung der Nasenschleimhaut oder bei einer krankhaften Rückbildung der Nasenschleimhaut – sie kann durch den Mißbrauch von Nasentropfen entstehen – ist eine Nasenplastik nicht ohne weiteres empfehlenswert. Nicht operiert werden darf, wenn der Patient zum Zeitpunkt des Eingriffs eine Halsentzündung, Bronchitis, Infektion der Nase oder der Nasennebenhöhlen hat.

Wichtige Voraussetzung für ein zufriedenstellendes Operationsergebnis ist, daß zwischen Arzt und Patient Einigkeit darüber besteht, wie die „neue" Nase aussehen soll. Ein seriöser plastischer Chirurg wird es ablehnen, eine Nase so zu korrigieren, daß sie der eines anderen Menschen entspricht, nur, weil der Patient diese schön findet. Eine Nasenkorrektur muß immer das individuelle Gesicht eines Patienten berücksichtigen. Deswegen wird oft vor dem Eingriff die Nase beziehungsweise das gesamte Gesicht fotografiert und auf dem Foto eingezeichnet, wie die korrigierte Nase aussehen sollte. Einige wenige Praxen und Kliniken verfügen bereits über einen Computer, mit dem eine solche Nasenkorrektur simuliert werden kann.

WIE LÄUFT DER EINGRIFF AB?

Die meisten Nasenplastiken erfolgen in Vollnarkose und erfordern einen Klinikaufenthalt von wenigen Tagen.

Bei allen Korrekturen sind lediglich kleine Einschnitte direkt hinter der Nasenöffnung erforderlich, also im Inneren der Nase, so daß später keine äußerlichen Narben zu sehen sind. Durch diesen Schnitt in der Schleimhaut werden speziell für Nasenplastiken entwickelte Instrumente eingeführt, mit denen die Korrektur durchgeführt wird. So kann bei einer Höckernase der Höcker abgetragen und die Nase verschmälert, eine zu lange Nase gekürzt oder die Nasenspitze anders geformt werden. Die bei einer Nasenverkürzung überschüssig gewordene Haut muß in der Regel nicht bearbeitet werden, sie paßt sich von selbst der neuen Form an. Während bei der Höckernase abgetragen wird, korrigiert man eine Sattelnase, indem man sie aufbaut beziehungsweise vergrößert. Durch die gleiche Öffnung in der Schleimhaut führt der Arzt das Implantat beziehungsweise Transplantat ein. Im Laufe der Zeit wurden viele Materialien ausprobiert. Die gebräuchlichsten sind heute:

Operationen an der Nase hinterlassen keine sichtbaren Narben.

51

- körpereigener Knorpel oder Knochen
- Silikon
- künstlicher Knochen.

Bei den körperfremden Implantaten besteht die Gefahr, daß sie vom Körper irgendwann abgestoßen werden. Das bedeutet, daß sie dann die Haut durchbrechen und nach außen treten.

Der Nachteil körpereigener Knorpel oder Knochen ist, daß sie einen aufwendigeren chirurgischen Eingriff erfordern. Zunächst muß ein Stück Knochen oder Knorpel aus einem anderen Körperteil entnommen, in der Regel vom Ohr oder einer Rippe, präpariert und schließlich in die Nase eingesetzt werden. An der Entnahmestelle bleibt zwangsläufig eine kleine Narbe zurück.

Bei einer schiefen Nase, die in den allermeisten Fällen durch eine Verletzung entstanden ist, müssen alle falsch sitzenden Knochen- und Knorpelteile so bearbeitet werden, daß die Nase wieder gerade aussieht. Dabei geht der Arzt im Prinzip genauso vor wie auch bei der Korrektur der Höcker- und/oder der Sattelnase.

Schwierig sind all die beschriebenen Operationen, weil der Arzt die Nase durch eine ganz kleine Öffnung präparieren muß und das Operationsgebiet in einigen Phasen des Eingriffs nicht sehen kann. Es ist sicherlich klar, daß bei so einer Vorgehensweise sehr viel Erfahrung und Fingerspitzengefühl notwendig ist, damit ein gutes ästhetisches Ergebnis erreicht werden kann.

Wichtigste Voraussetzung für ein gutes Operationsergebnis ist die Erfahrung des Arztes auf dem Gebiet der Nasenkorrektur.

WAS IST FÜR DIE ZEIT DANACH WICHTIG?

Nach dem Eingriff wird für etwa zwei Wochen ein Kunststoff- oder Gipsverband um die Nase gelegt, um die neue Form der Nase zu stützen. Zum gleichen Zweck wird auch in das Innere der Nase eine Tamponade geführt, die nach wenigen Tagen entfernt werden kann. Die Schmerzen nach einer Nasenplastik sind im Normalfall gering und klingen rasch ab.

In der ersten Zeit nach dem Eingriff sollten Sie den Kopf im Bett hochlagern. Auf diese Weise bilden sich Schwellungen schneller zurück. Sprechen und lachen sollten Sie wenig, und auch bei Zähneputzen müssen Sie zunächst vorsichtig sein. Nikotin- und Alkoholgenuß verzögern die Heilung, trinken Sie also lieber keinen Alkohol und rauchen Sie nicht.

Die Blutergüsse sind nach etwa zehn Tagen abgeklungen, bis die Schwellungen abgeklungen sind, vergehen etwa sechs Wochen.

Schwimmen ist die ersten sechs Wochen nicht erlaubt, und auf Sonnenbäder verzichten Sie lieber für drei bis vier Monate. Wenn Sie Brillenträger sind, fragen Sie den Arzt, wann Sie sie wieder aufsetzen dürfen. Obwohl man nach etwa zwei Wochen berufliche und Alltagsaktivitäten aufnehmen kann, dauert es manchmal mehrere Monate, bis die Nase ihre endgültige Form angenommen hat.

WELCHE KOMPLIKATIONEN SIND MÖGLICH?

Eine Nasenoperation stellt für die Gesundheit kein großes Risiko dar. Ernsthafte Komplikationen wie beispielsweise Infektionen der Wunde, Verletzungen des Tränenkanals, Embolien und Thrombosen sind ausgesprochen selten.

Eventuell auftretende Empfindlichkeitsstörungen der Nasenhaut, der Nasenschleimhaut oder der Oberlippe bilden sich von selbst zurück.

Häufiger sind Probleme, die sich aufgrund unsauber abgetragener Knochen- oder Knorpelsplitter ergeben. Sie können nicht nur das ästhetische Ergebnis der Operation zunichte machen, sondern auch zu Entzündungen und Verwachsungen führen. Helfen kann dann nur eine Nachoperation.

Nachoperationen sind bei Nasenplastiken gar nicht so selten. Das liegt daran, daß sich erst nach dem Abschwellen kleinere Unebenheiten auf der Haut abzeichnen. Ein weiterer Grund ist sicherlich auch, daß der Fehler an einer korrigierten Nase so gut wie gar nicht verborgen werden kann.

Unter allen Schönheitsoperationen gibt es bei Nasenplastiken die meisten Nachkorrekturen.

Eine Nasenplastik kostet je nach Aufwand und Art zwischen 3000 und 8000 DM.

LIEBER SLAWISCH ODER NICHT –
WANGENKORREKTUREN

Treten die Wangenknochen zu stark im Gesicht hervor, gilt das bei uns, in Mitteleuropa, als zu slawisch und wird nicht als schön empfunden. Sind die Wangenknochen allerdings zuwenig ausgeprägt, wirkt das Gesicht insgesamt zu flach, man spricht dann gerne von einem Tellergesicht.

Unterentwickelte Wangenknochen sind ein angeborener Defekt. Ist nur ein Wangenknochen zu flach, so wurde er bei einer Verletzung eingedrückt und verheilte nicht wieder richtig.

Durch geschicktes Schminken kann man den Makel in vielen Fällen unauffälliger machen. Wem das nicht die gewünschte Wirkung bringt, kann die Wangenknochen aufpolstern beziehungsweise abtragen lassen.

WIE WERDEN DIE WANGEN VERGRÖSSERT?

Es gibt zwei Möglichkeiten: Bei einer Vergrößerung oder Aufpolsterung der Wangen**knochen** wird mit einem festen Implantat oder Transplantat gearbeitet. Verwendet werden meistens Silikon, künstlicher Knochen, körpereigener Knochen oder körpereigener Knorpel.

Bei einem *eingefallenen Gesicht* hingegen kann man Collagen oder Eigenfett mit einer feinen Kanüle über den Wangenknochen einspritzen. Beide Methoden führen zu einem sofort sichtbaren Ergebnis.

Während jedoch bei **Collagen** lediglich ein Einspritzen erforderlich ist, das mit geringen Schmerzen verbunden ist und nur wenige Minuten dauert, muß bei der Verwendung von **Eigenfett** dieses zunächst an einer anderen Körperstelle entnommen und sorgfältig gereinigt werden, bevor es in die Wangen eingespritzt wird. Das erfordert einen größeren Aufwand und birgt auch immer die Gefahr von Infektionen. Allerdings treten beim Einspritzen von Eigenfett

Collagen und Eigenfett werden vom Körper innerhalb recht kurzer Zeit abgebaut, so daß dann der Zustand vor dem Einspritzen wieder eintritt. Die Eingriffe lassen sich wiederholen. Das bedeutet allerdings insgesamt einen recht hohen finanziellen Aufwand.

keine allergischen Reaktionen auf. Bei Collagen muß vor dem Eingriff getestet werden, ob der Patient eine Collagen-Allergie entwickelt. Beide Substanzen führen zu keiner dauerhaften Wangenvergrößerung. Diese ist nur durch eine Operation möglich.

Silikon und **künstlicher Knochen** werden operativ eingeführt. Im Unterschied zu den mit Silikongel gefüllten Brustimplantaten verwendet man bei diesem Eingriff festes Silikon. Zu Kapselfibrosen, die bei Brustvergrößerungen mit Silikongel entstehen können, kommt es nicht, weil es sich um ein festes Implantat handelt.

Knochen oder **Knorpel** muß vor dem Einsetzen an anderer Stelle entnommen werden (beispielsweise von einer Rippe). Der Nachteil ist, daß dabei Narben an der Entnahmestelle entstehen.

WIE VERLÄUFT DER EINGRIFF?

Unabhängig davon, was für ein Implantat verwendet wird, muß entweder im Mundinneren, in der Mundschleimhaut oder in der Bindehauttasche ein Schnitt gelegt und die Haut vom Wangenknochen angehoben werden, damit eine Tasche für das Implantat präpariert werden kann. Dieses wird richtig plaziert und die Wunden vernäht. Die zurückbleibenden Narben sind später nicht zu erkennen.

Der Eingriff erfolgt in der Regel unter Vollnarkose und erfordert anschließend einen kurzen Aufenthalt in der Klinik. Die Fäden werden nach etwa einer Woche gezogen. Schwellungen und eventuelle Blutergüsse bilden sich im Normalfall innerhalb von zwei Wochen zurück.

WIE WERDEN WANGENKNOCHEN VERKLEINERT?

Bei der Verkleinerung wird über den gleichen Zugang operiert wie bei der Vergrößerung der Wangen. Vom Knochen wird so viel abgetragen, wie notwendig ist, damit das Gesicht insgesamt wohlproportioniert aussieht. Der übrigbleibende Knochen wird glattgepfeilt und die Wunde wieder vernäht.

Eine Wangenkorrektur kostet etwa 6000 DM. Sofern der Eingriff nicht in den Bereich der Wiederherstellungschirurgie fällt, übernehmen die Krankenkassen die Kosten nicht.

FÜR WEIBLICHKEIT UND EROTIK – LIPPENVERGRÖSSERUNG

Vollere, schön geformte Lippen wirken bei Frauen erotisch – und nicht nur das, sie lassen ein Gesicht jünger und weniger streng erscheinen, als das bei zu schmalen Lippen der Fall ist.

Sicherlich lassen sich vor allem Lippen durch geschicktes Schminken optisch vergrößern – oder auch verkleinern –, und auch unregelmäßige Lippenkonturen kann man auf diese Weise recht gut kaschieren. Überschminkte „Unvollkommenheiten" fallen allerdings bei genauem Hinsehen auf, und in der Regel muß auch mehrmals am Tag nachgeschminkt werden.

Bei auffälligen Deformationen, etwa infolge von Unfällen oder bei den angeborenen Lippenspalten, hilft Schminken allein nicht viel.

Um Lippen voller erscheinen zu lassen, gibt es verschiedene Behandlungsmethoden:

● operative Korrektur
● Einsetzten von Kunststoff-Implantaten (zum Beispiel Gore-Tex-Fäden)
● Gewebeeinpflanzung
● Unterspritzung mit Collagen oder Artecoll.

DIE OPERATION

Eine operative Korrektur der Lippen ist zwar dauerhaft und ein relativ ungefährlicher Eingriff, der immer ambulant durchgeführt wird, hinterläßt aber bei der Vergrößerung kleine Narben. Das ist verständlicherweise in diesem Teil des Gesichtes von großem Nachteil, weil hier die kleinste Unebenheit auffällt.

Bei örtlicher Betäubung, die durch Dämmerschlaf ergänzt werden kann, wird ein Schnitt genau entlang der Lippenrot-Lippenweiß-Grenze gelegt, ein zweiter parallel dazu wenige Millimeter höher, im Lippenweiß. Der Abstand zwischen den beiden Schnitten ist abhängig davon, um wieviel eine Lippe vergrößert

Zu dicke, wulstige Lippen werden verkleinert, indem im Inneren des Mundes ein entsprechender Streifen Schleimhaut entfernt wird.

56

werden soll. Das umschnittene Hautstück wird entfernt, Lippenrot nach außen gedreht und mit dem Lippenweiß wieder vernäht. Um eine saubere neue Konturlinie der Lippe zu erreichen, ist sehr gute Nahttechnik erforderlich. Um die Narbe unauffälliger zu machen, kann sie in den ersten Wochen und Monaten überschminkt werden.

NICHTOPERATIVE TECHNIKEN

Gore-Tex-Fäden werden durch sehr kleine Schnitte im Mundinneren implantiert. Der Nachteil dieser Methode ist, daß es sich um nicht dehnbares Material handelt, das unter Umständen die Mimik negativ beeinflüssen und auch vom Körper abgestoßen werden kann. Nicht auszuschließen sind hier auch Verhärtungen.

Bei der Einpflanzung von **körpereigenem Gewebe** besteht keine Abstoßungsgefahr, allerdings ist der Eingriff aufwendiger, weil zunächst an anderer Stelle (von der Gesäßfalte) ein Lederhautstreifen entnommen und präpariert werden muß.

Die heute am häufigsten eingesetzte Methode bei Lippenkorrekturen ist die **Unterspritzung mit Collagen**. Zwar wird Collagen vom Körper recht bald abgebaut, so daß das Ergebnis einer Collagen-Behandlung nicht mehr sichtbar ist, doch gibt es seit wenigen Jahren ein neues Collagenpräparat, **Artecoll**, das zu länger andauernden oder gar dauerhaften Ergebnissen führt.

Vor der Behandlung muß eine Collagen-Allergie ausgeschlossen werden. Das geschieht vier Wochen vor dem geplanten Eingriff, indem in den Arm eine kleine Menge Collagen injiziert wird.

Das Präparat wird durch feine Kanülen in die Lippen implantiert. Nach der Behandlung können für ein oder zwei Tage Schwellungen und Rötungen auftreten. Da sich in den ersten Tagen nach der Behandlung die Collagenteilchen noch nicht endgültig in die Lippen festgesetzt haben, sollte man so wenig wie möglich die Lippen bewegen.

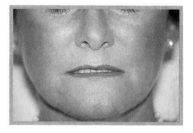

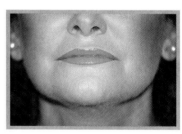

Artecoll ist ein injizierbares Mikro-Implantat, das erst seit wenigen Jahren auf dem Markt ist und mit großem Erfolg bei der Behandlung von Gesichtsfalten, Lippen und auch anderen Gewebedefekten eingesetzt wird. Das obere Foto zeigt eine Patientin mit sehr dünnen Lippen. Auf dem Foto unten sieht man vollere, schöner konturierte Lippen nach der Artecoll-Behandlung.

DOPPELKINN-FETTABSAUGUNG UND HALSSTRAFFUNG

Ein Doppelkinn hängt keineswegs ausschließlich mit Alter und Übergewicht zusammen. Es ist sehr oft eine erbbedingte Fettansammlung unterhalb des Kinns, die sich im Laufe der Jahre immer deutlicher ausprägt. Weder mit einer anderen Kopfhaltung noch mit Massagen und Cremes läßt sich dieses Problem dauerhaft und gut lösen.

Es gibt zwei chirurgische Eingriffe, mit denen ein Doppelkinn beseitigt werden kann. Welche angewandt wird, hängt vom Alter des Patienten und von seiner Hautbeschaffenheit ab.

DIE FETTABSAUGUNG

Das Fettabsaugen des Doppelkinns führt zu den besten Ergebnissen bei jüngeren Menschen, deren Haut und Muskulatur noch straff und elastisch ist. Da Menschen mit einem erbbedingten Doppelkinn dieses

Roswitha W., 33 Jahre

Ich fand mich eigentlich immer recht hübsch. Meine Augen sind schön, die Nase gerade und weder zu klein noch zu groß, der Mund gut geformt, auch das Kinn hat die richtige Form. Und von Falten und erschlaffter Haut ist auch noch keine Spur. Dennoch sah ich viel älter aus, als ich war, und auch irgendwie strenger. Das lag an meinem deutlich angedeuteten Doppelkinn. Oft stand ich vor dem Spiegel und drückte mit einer Hand die Haut unter dem Kinn zurück. Das Bild, das ich dann sah, zeigte eine viel, viel jüngere und attraktivere Frau. Natürlich wußte ich, daß man mit einem Facelifting einen verblüffenden Verjüngungseffekt erzielen kann, aber in meinem Alter kam das ja nicht in Frage. Erst von einer Freundin erfuhr ich, daß man auch so ein Doppelkinn chirurgisch beseitigen lassen kann, und zwar, indem Fett abgesaugt wird. Der plastische Chirurg, den ich daraufhin aufsuchte, zeigte mir Fotos von seinen Patientinnen vor und nach einem solchen Eingriff. Der Unterschied war frappierend. Auch ich entschied mich für die Fettabsaugung und finde, daß ich seitdem ungeheuer gut aussehe – so, wie ich schon immer aussehen wollte.

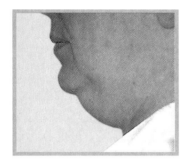 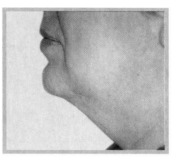

*Eine Patientin mit auffälli-
gem Doppelkinn (Abb. links)
und nach der Fettabsaugung
(Abb. rechts). Der Verjüngungseffekt ist verblüffend.*

meistens schon in jungen Jahren beseitigen lassen,
ist eine Fettabsaugung für sie die richtige Methode.

Der Eingriff erfolgt meistens unter örtlicher betäubung und kann durch einen Dämmerschlaf ergänzt
werden. Er dauert etwa eine Stunde und wird ambulant durchgeführt.

Der Chirurg führt eine sehr feine Kanüle in die
Kinnfalte ein und saugt überschüssige Fettzellen ab.
Er sollte dabei so wenig Blutgefäße wie möglich verletzen, um für den Patienten die Nachwirkungen gering zu halten. Vier Wochen lang muß eine Kom-
pressionsmaske getragen werden.

Weitere Informationen zur
Fettabsaugung am ganzen
Körper finden Sie auf den
Seiten 90 bis 93.

WELCHE KOMPLIKATIONEN SIND MÖGLICH?

Im Gesicht und Halsbereich verlaufen viele Nerven,
die nicht verletzt werden dürfen. Deswegen, und
weil es sich um recht kleine Fettpolster handelt, muß
der Chirurg mit sehr viel Fingerspitzengefühl vorgehen. Wird nicht sorgfältig gearbeitet, kann es
zu Asymmetrien und Dellen kommen. Nicht auszuschließen sich auch Blutergüsse, Schwellungen und
Infektionen, die alle das ästhetische Ergebnis der
Behandlung beeinträchtigen und eventuell Nach-
behandlungen erforderlich machen.

WANN MACHT MAN EINE HALSSTRAFFUNG?

Wenn die Haut im Halsbereich bereits deutlich erschlafft ist und das Doppelkinn vorwiegend aus
Hautfalten statt aus Fettansammlungen besteht, kann
eine Fettabsaugung nicht den gewünschten Erfolg

Bei einer sehr erschlafften und Faltigen Gesichtshaut ist ein Facelifting oft sinnvoller als die Halsstraffung.

bringen. Die überschüssige Haut würde noch auffallender herunterhängen, weil sie nicht mehr in der Lage ist, sich der neuen Halskontur anzupassen. So ein „Truthahnhals" kann dann nur durch eine operative Halsstraffung behoben werden.

Ist jedoch auch die Gesichtshaut erschlafft und faltig, würde eine Halsstraffung alleine kein ästhetisch gutes Ergebnis bringen. In diesen Fällen wäre ein gesamtes Facelifting sinnvoller.

WIE VERLÄUFT EINE HALSSTRAFFUNGSOPERATION?

Bei diesem Eingriff ist lediglich ein kleiner Schnitt unterhalb des Kinns notwendig, der später als Narbe kaum noch auffällt. Von diesem Hautschnitt aus kann der Chirurg den flachen Halsmuskel straffen. Wenn es notwenig ist, wird die überschüssige Haut ähnlich wie beim Facelifting seitlich entfernt, und der Arzt vernäht schließlich die Wunde.

Der Eingriff dauert eine bis zwei Stunden und erfolgt in der Regel unter Vollnarkose. Die Schmerzen infolge der Operation klingen meistens nach eingen Tagen ab, die Schwellungen erst nach einigen Wochen. Die Fäden werden nach etwa acht Tagen gezogen.

WIE LANGE HÄLT DAS ERGEBNIS AN?

Das Ergebnis einer Doppelkinn-Korrektur mit der Fettabsaugmethode oder der Halsstraffungsoperation kann bis zu zehn Jahren anhalten. Die Haltbarkeit hängt zum einen vom Fortschreiten des Alterungsprozesses der Haut ab und zum anderen natürlich auch davon, ob das Körpergewicht mehr oder weniger konstant bleibt oder starke Gewichtsschwankungen auftreten.

Natürlich kann auch eine richtige Pflege der Halsregion dazu beitragen, daß kein neues Doppelkinn entsteht. Das heißt zum Beispiel, daß der Hals regelmäßig eingecremt und vor intensiver Sonnenbestrahlung geschützt werden muß. Genaue Verhaltensregeln erhalten Sie von Ihrem Arzt.

FLIEHEND ODER VORSPRINGEND –
KINNVERÄNDERUNGEN

Ein sogenanntes fliehendes oder ein auffällig vorspringendes Kinn kann man nicht verstecken, und es läßt das gesamte Gesicht – auch wenn dieses sonst schön ist – sehr unvorteilhaft erscheinen. Bevor allerdings Hilfe beim plastischen Chirurgen gesucht wird, muß durch eine Untersuchung der Bißverhältnisse, also der Kieferstellung, diagnostiziert werden, ob die Fehlstellung des Kinns wegen einer Deformation des Kiefers vorliegt oder ob lediglich die Kinnspitze bearbeitet werden soll, während die Kieferstellung normal ist.

Bei Kieferfehlstellungen ist ein guter Kieferchirurg gefragt, der den Kiefer operativ vor- oder zurückverlagern kann, oder auch ein Kieferorthopäde, der Zahnfehlstellungen korrigieren kann. Letzteres ist übrigens nicht nur im Kindesalter möglich, sondern wird auch heute bei Erwachsenen mit großem Erfolg praktiziert. Man muß jedoch akzeptieren, daß man für einige Monate eine feste Zahnspange im Mund trägt.

Bei Kinnkorrekturen muß oft auch ein Kieferchirurg konsultiert werden.

FLIEHENDES KINN KORRIGIEREN

Bei normaler Kieferstellung kann ein zu kleines und fliehendes Kinn durch Implantate vergrößert werden. Dazu stehen mehrere Materialien zur Verfügung:
- Silikon
- künstlicher Knochen (Hydroxylapatit)
- körpereigener Knorpel
- körpereigener Knochen
- Verlagerung von Knochensegment in der Kinnpartie.

Jedes der genannten Implantate hat Vor- und Nachteile. Von allen künstlichen Implantaten wird **Silikon** am häufigsten eingesetzt. Zu Kapselfibrosen wie bei Brustvergrößerungen kann es dabei nicht kommen, weil feste Silikonimplantate verwendet werden.

Als **künstlichen Knochen** bezeichnet man die Substanz Hydroxylapatit. Sie wird als breiförmige Masse in die Kinnspitze eingeführt und kann zur gewünschten Form modelliert werden, bevor sie so hart wie ein richtiger Knochen wird.

Körpereigener Knochen oder **Knorpel** werden manchmal eingesetzt, wenn gleichzeitig auch die Nase korrigiert wird und dieses Material, das dort entfernt werden muß, ausreicht, um das Kinn aufzupolstern. Man kann aber auch Rippenknorpel verwenden.

Der Nachteil dieser Methode ist allerdings, daß sie im Grunde zwei Eingriffe notwendig macht: an der einen Stelle wird geschnitten, um etwas zu entnehmen, an der anderen, um es einzusetzen. Wird nicht sorgfältig gearbeitet, kann es zu Infektionen kommen.

WIE VERLÄUFT DER EINGRIFF?

Die Implantate müssen chirurgisch eingebaut werden. Der Eingriff erfolgt meistens unter Vollnarkose. Dabei wird entweder ein Schnitt unterhalb des Kinns oder im Mund an der Innenseite der Unterlippe gelegt und durch diese Öffnung das Implantat bis zur Kinnspitze eingeführt. Die Narbe ist später so gut wie nicht zu sehen.

Nach dem Eingriff wird heute meistens nur noch ein Pflaster auf die Wunde geklebt. Die Fäden werden nach etwa einer Woche gezogen. Bis dahin haben sich in der Regel auch die Schwellungen und eventuelle Verfärbungen zurückgebildet.

VORSPRINGENDES KINN VERKLEINERN

Ein Kinn kann vorspringen und zu groß wirken, weil die vordere Knochenspitze zu kräftig ist oder weil das Kinn insgesamt zu lang ist, oder der Unterkiefer mit all seinen Zähnen vor dem Oberkiefer und der oberen Zahnreihe steht. Eine solche Kieferfehlstellung wird in einer aufwendigen Operation korrigiert Plastische Chirurgen führen sie äußerst selten durch

Die operative Korrektur eines fliehenden Kinns hinterläßt keine sichtbaren Narben.

und zwar nur dann, wenn sie mit einem Kieferchirurgen arbeiten oder selbst Erfahrungen in der Kieferchirurgie haben.

Dieser Eingriff ist aufwendig, erfolgt immer unter Vollnarkose und dauert zwei bis vier Stunden. Zunächst werden die beiden Kieferknochen durchtrennt, dann entfernt man so viel von den Knochen, daß eine normale Bißstellung gegeben ist, und verbindet die getrennten Knochenteile wieder, meistens mit Metallplatten. Wenn nach einigen Monaten die Knochen miteinander verwachsen sind, können die Metallplatten entfernt werden.

Da in der ersten Zeit nach so einem Eingriff der Kiefer nicht bewegt werden darf, bekommt der Patient nur flüssige Nahrung und darf auch sonst mindestens in der ersten Woche den Kiefer nur wenig bewegen.

Bei einer vorspringenden oder zu langen Kinnspitze (und einer normalen Kieferstellung) wird unter Vollnarkose das störende Knochenstück entfernt und der verbleibende Knochen glattgepfeilt. Dazu ist die gleiche Schnittführung ausreichend wie bei der Kinnvergrößerung.

Nach der Operation muß der Kiefer sehr geschont werden. Das Kauen ist zunächst verboten, und das Sprechen muß auf ein Minimum reduziert werden.

WELCHE RISIKEN GIBT ES?

In seltenen Fällen kommt es zu Infektionen und Nachblutungen. Taubheitsgefühle der Unterlippe kommen nach den Operationen öfters vor und entstehen, weil während der Kinnkorrektur Druck auf einige Nerven ausgeübt wird. Diese Erscheinung ist nach einigen Wochen wieder verschwunden. Sehr wichtig ist bei all den genannten Eingriffen, daß keine Nerven verletzt werden.

WAS IST MIT DEN KOSTEN?

Eine Kinnvergrößerung oder -verkleinerung kostet heute zwischen 3000 und 4000 DM. Die Krankenkassen übernehmen die Kosten nur, wenn der Eingriff wegen einer Kieferfehlstellung medizinisch notwendig ist.

DAMIT ES AUCH VON DER SEITE STIMMT –
PROFILKORREKTUREN

In Proportionsstudien aus der Renaissance, insbesondere von Leonardo da Vinci, wurden einzelne Teile des als schön geltenden Gesichts in bestimmte geometrische Beziehungen zueinander gesetzt, die auch heute noch Geltung haben.

So sieht das ideale Gesicht aus chirurgisch-geometrischer Sicht. Natürlich wird sich ein plastischer Chirurg nicht sklavisch bei jeder Korrektur, die er an einem Gesicht vornehmen soll, an diese Proportionen halten. Aber sie sind wichtige Anhaltspunkte, die bei der Operationsplanung zur Hilfe gezogen werden.

Im Idealfall ist das Gesicht des Menschen so gestaltet, das sich seine Teile in bestimmte geometrische Beziehungen zueinander bringen lassen. Zunächst läßt sich so ein Idealgesicht in drei gleich hohe Teile gliedern: Der Abschnitt vom Haaransatz bis zur Nasenwurzel ist genauso hoch wie der Abschnitt von der Nasenwurzel bis zum Nasensteg und auch wie der dritte Abschnitt, nämlich vom Nasensteg bis zur Kinnspitze. Eine weitere Linie teilt das Profil des Gesichts genau in der Mitte. Stirn und Kinnspitze liegen auf der senkrecht verlaufenden Stirn-Kinn-Linie. Der Nasenrücken bilden mit der Stirn-Kinn-Linie bei einer ideal geformten Nase einen Winkel von 35 Grad. Und schließlich: Der Nasensteg steht zur Stirn-Kinn-Linie in einem Winkel von 105 Grad.

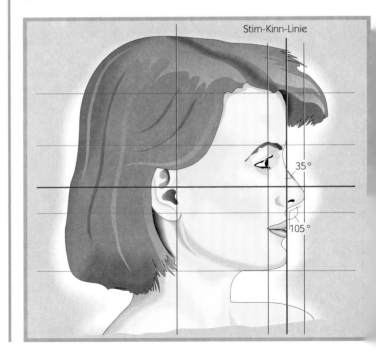

64

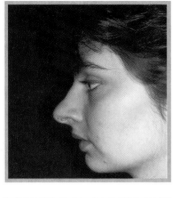
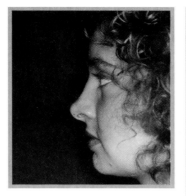

Bei der Profilplastik werden gleichzeitig die Nase und das Kinn korrigiert.

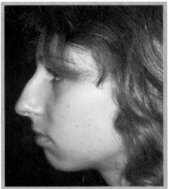
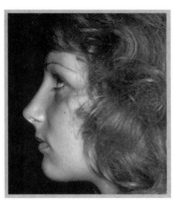
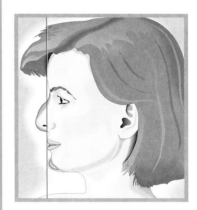

Starke Abweichungen von diesen Proportionen werden als unschön empfunden. Sie ergeben sich vor allem dann, wenn die Nase zu lang, zu groß oder krumm ist und gleichzeitig auch das Kinn entweder hervortritt oder nach hinten „flieht". So eine Profilkorrektur ist daher einen Doppeleingriff, bei dem beide Makel beseitigt werden. Die Vorgehensweise ist die gleiche wie bei den bereits beschriebenen Nasen- und Kinnkorrekturen.

Die meisten Menschen, die eine Profilkorrektur machen lassen, haben ein fliehendes Kinn und eine Höckernase. Bei so einer Kombination wird manchmal das Knorpel- oder Knochenstück, das von der Nase entfernt werden muß, für den Aufbau des Kinns verwendet, so daß keine Implantate eingesetzt werden müssen.

SIE MÜSSEN NICHT ABSTEHEN – OHREN ANLEGEN

Viele Menschen glauben immer noch, abstehende Ohren können durch richtiges Liegen oder durch Ankleben in einen normalen Winkel zwischen Ohrmuschel und Kopf gezwängt werden. All diese Versuche sind jedoch vollkommen zwecklos – das Ankleben sogar schädlich, wenn es viele Jahre lang praktiziert wurde, weil es dadurch zu Allergien und Ekzemen kommen kann.

Das Abstehen der Ohren ist eine angeborene Fehlentwicklung des Knorpels im Ohr und kann nur chirurgisch behoben werden.

WANN SOLL DER EINGRIFF DURCHGEFÜHRT WERDEN?
Mit sechs Jahren haben die Ohren nahezu ihre endgültige Größe erreicht. Das bedeutet, daß ab diesem Alter – nach vorne gibt es keine Altersgrenze – eine Ohrmuschelplastik möglich ist.

Mit dem sechsten Lebensjahr beginnt auch die Schullaufbahn und damit regelmäßiger Kontakt zu Gleichaltrigen. Abstehende Ohren sind gerade in dieser Zeit ein beliebter Anlaß für Hänseleien. Und die wiederum können bei den Betroffenen leicht zu großen psychischen Störungen führen. Daher ist es ideal, unmittelbar vor der Einschulung die Operation durchführen zu lassen.

WIE VERLÄUFT DIE OPERATION?
Eine Ohrmuschelplastik gehört für plastische Chirurgen zu den Routineeingriffen und dauert zwischen einer und anderthalb Stunden. Der Eingriff wird heute in den meisten Fällen ambulant durchgeführt. Er ist mit wenigen Risiken verbunden und bringt in fast 100 Prozent der Fälle den erwünschten Erfolg. Bei Kindern bis zehn Jahren operiert man unter Vollnarkose, ab dem 11. Lebensjahr meistens unter örtlicher Betäubung in Verbindung mit Dämmerschlaf.

Normal, das heißt nicht auffällig, sind Ohren, wenn die Ohrmuscheln in einem Winkel von etwa 20 Grad zum Kopf stehen, bei Frauen sind es in der Regel etwas weniger.

Im Laufe der Zeit wurden sehr viele Operationsmethoden entwickelt. Im Beratungsgespräch wird Ihnen der Chirurg erklären, welche Technik er bei Ihnen anwenden wird.

Das Ziel jeder Ohrmuschelplastik ist es, den Ohrknorpel umzuformen. Dazu muß die Vorderseite des Ohrknorpels freigelegt werden. Das geschieht entweder von einem Hautschnitt an der Rückseite der Ohrmuschel oder versteckt in einer Falte an der Vorderseite. Der Knorpel wird dann in die gewünschte Richtung geritzt und mit Haltenähten fixiert. Um den Kopf des Patienten legt man einen festen Verband an, um die Gefahr einer Nachblutung und einer Infektion zu senken.

WAS IST FÜR DIE ZEIT DANACH WICHTIG?
Nach zwei bis drei Tagen wird der Verband vom Arzt gewechselt oder durch Ohrklappen ersetzt. Nach etwa zwei Wochen werden die Fäden gezogen. In diesen ersten Tagen nach der Operation können die Ohren schmerzen und sehr empfindlich auf Berührungen sein. Manchmal dauert diese Empfindlichkeit auch einige Wochen lang.

Kinder können in der Regel etwa zehn Tage nach der Operation wieder zur Schule gehen. Erwachsene sind bereits fünf Tage nach dem Eingriff arbeitsfähig.

WELCHE RISIKEN GIBT ES?
Wie bei allen operativen Eingriffen kann es auch bei der Ohrmuschelplastik zu Nachblutungen und Wundinfektionen kommen. Eine Blutung kann relativ leicht gestillt werden, doch eine Infektion der Wunde kann im schlimmsten Fall zu einer Deformierung der Ohrmuschel führen, die dann in einer erneuten Operation korrigiert werden muß.

Informieren Sie daher sofort Ihren Arzt, wenn sie plötzlich pochende Schmerzen, vielleicht auch verbunden mit Fieber, bekommen oder wenn die Heilung der Wunde nicht so verläuft, wie es Ihr Arzt beschrieben hat.

Die Krankenkassen übernehmen die Kosten einer Ohrmuschelplastik bei Kindern. Im Erwachsenenalter gilt diese Operation als ein kosmetischer Eingriff und wird nicht bezahlt.

Eine junge Frau mit auffällig abstehenden Ohren (Abb. oben) und nach der Operation (Abb. unten).

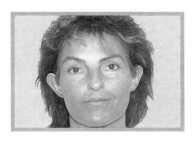

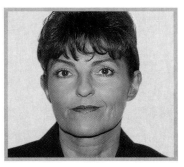

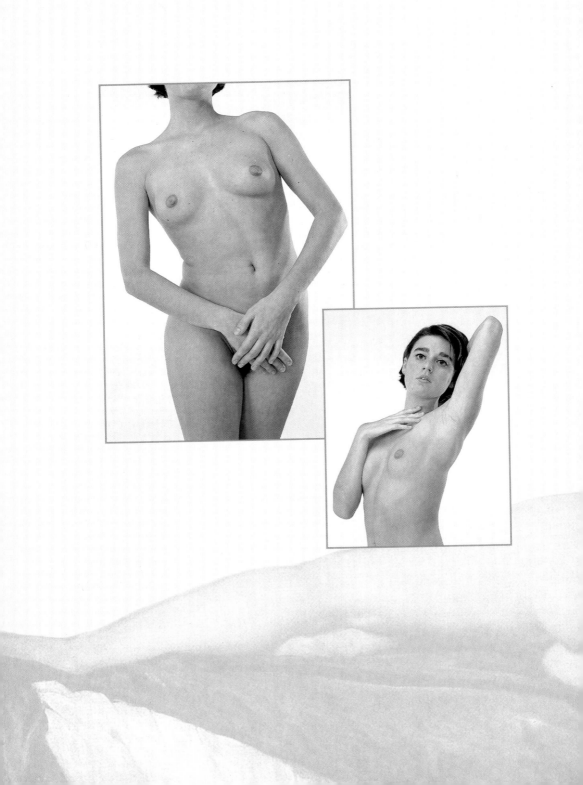

Der Körper –
ein Wunder der Schöpfung

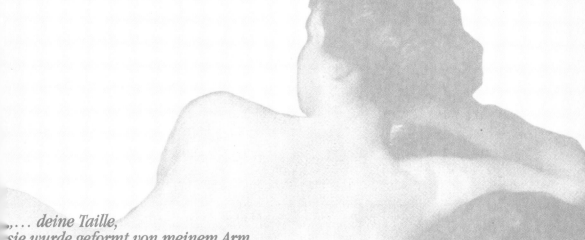

„... deine Taille,
sie wurde geformt von meinem Arm,
wie von einem Fluß, der tausend Jahre lang
deinen lieblichen Leib umströmte,
du Schöne.
... nichts läßt sich vergleichen mit deinen Hüften,
vielleicht hat die Erde
irgendwo an geheimem Ort
die Wölbung und den Duft deines Körpers,
irgendwo vielleicht ..."

Pablo Neruda

WENN DER BUSEN
SEINE FORM VERLIERT –
DIE BRUSTSTRAFFUNG

Daß die weibliche Brust erschlafft und ein Hängebusen entsteht, kann viele Ursachen haben. Das Erschlaffen ist zunächst eine natürliche Folge des Alterns, bei dem das Bindegewebe an Elastizität verliert und sich das Drüsen- und Fettgewebe langsam zurückbildet – das setzt etwa ab dem 30. Lebensjahr ein. Dieser Prozeß verläuft unabhängig davon, ob eine Frau schlank oder kräftig gebaut ist, ob sie einen kleinen oder großen Busen hat.

Begünstigt wird das Erschlaffen der Brust zusätzlich durch Schwangerschaften und durch das Stillen. Aufgrund hormoneller Veränderung im Körper in dieser Zeit vergrößert sich die Brust und wird fester. Nach einer Schwangerschaft und Stillzeit sinkt der Hormonspiegel rapide und führt zur Verkleinerung der Brustdrüse. Die stark gedehnte Haut, die das Drüsengewebe nach außen abstützt, bildet sich oft

Verena K., 45 Jahre

Ich bin Mutter von drei Kindern. Nach jeder Schwangerschaft wurde mein ursprünglich wohlgeformter und fester Busen schlaffer. Ich mag meine Rolle als Mutter und Hausfrau und weiß, daß mein Mann mich auch so, wie ich war, liebte. Das Problem war, daß ich mir nicht mehr gefallen habe. Ich habe immer großen Wert auf mein Äußeres gelegt und wollte mich mit meinen – wie ich fand – häßlichen Brüsten nicht abfinden. Nach gründlichen Überlegungen entschied ich mich für eine Bruststraffung. Der Eingriff hat viel Geld gekostet, und da es ein rein ästhetischer Eingriff war, erstattete natürlich die Krankenkasse nichts. Doch ich bereue den Entschluß nicht und würde mich jederzeit wieder so entscheiden. Natürlich habe ich nicht den Busen einer 20jährigen, und auch kleine Narben sind noch heute, nach zwei Jahren, zu sehen. Aber ich mag meinen Körper wieder, trage Blusen ohne BH und genieße den Blick meines Mannes, eigentlich auch den anderer Männer, auf meinem Körper.

70

nicht im gleichen Maße zurück, verliert an Elastizität und kann die Brust nicht mehr wie vor der Schwangerschaft stützen. Aus den gleichen Gründen können auch radikale Schlankheitsdiäten den Busen erschlaffen lassen.

Daß sich bei einigen Frauen der Busen bereits nach einer Schwangerschaft stark deformiert und bei anderen trotz mehrerer Entbindungen und langer Stillperioden wohlgeformt bleibt, hängt von der Qualität des Bindegewebes ab. Liegt eine Bindegewebsschwäche vor, entsteht unweigerlich ein Hängebusen – auch ohne Schwangerschaft und oft bereits in jungen Jahren.

Schließlich spielt auch die Größe der Brust eine Rolle: Ein großer Busen wiegt mehr als ein kleiner und hängt zwangsläufig.

DIE ENTSCHEIDUNG FÜR EINE BRUSTSTRAFFUNG

Zusammen mit dem Arzt Ihrer Wahl sollten Sie zunächst klären, welche Vorstellung Sie von dem „neuen" Busen haben. Ein gewissenhafter und routinierter Arzt wird Ihnen sagen, ob sie vernünftig ist und was gegebenfalls anders gemacht werden müßte, damit Sie mit dem Ergebnis tatsächlich zufrieden sein werden. Er sollte Ihnen auch einige Dinge unmißverständlich klarmachen:

● Es ist zwar der große Wunschtraum aller plastischen Chirurgen, doch bis heute ist eine Bruststraffung, ohne sichtbare Narben zu hinterlassen, nicht möglich.

Im Laufe der Zeit verblassen diese Narben zwar immer mehr, aber bei schlechter Nahttechnik, aufgrund von Infektionen oder wenn die Patientin zu Narbenbildung neigt (Keloidneigung), können die Narben sehr auffällig sein und lassen sich nur durch eine nachträgliche Korrektur verbessern.

● Schwangerschaft, starke Gewichtsschwankungen und schlechte Pflege der Haut wirken sich selbstverständlich negativ auf die Haltbarkeit des Operationsergebnisses aus.

Der Busen einer Frau gilt seit jeher als Symbol der Weiblichkeit und Mütterlichkeit. Kaum einen anderen Körperteil betrachten die meisten Frauen so kritisch wie ihren Busen, und kaum ein anderer Körperteil erfüllt so selten ihre Idealvorstellung. Daher verwundert es nicht, daß chirurgische Korrekturen an den weiblichen Brüsten zu den häufigsten Schönheitskorrekturen zählen.

● Wenn es sich um eine große Hängebrust handelt, reicht eine Hautstraffung alleine nicht aus, und es muß überschüssiges Brustgewebe entfernt werden. Das bedeutet, daß größere Hautschnitte notwendig sind und daß Brustwarze und Warzenvorhof nach oben versetzt werden müssen. Das kann (vorübergehend) die Empfindsamkeit der Brustwarzen beeinträchtigen.

DER EINGRIFF

Wenn Sie älter sind als 35, wird der Arzt Ihnen empfehlen, eine Mammographie, eine Röntgenuntersuchung der Brust, vornehmen zu lassen, um eine Krebserkrankung auszuschließen. Wenn keine medizinischen Gründe gegen eine Operation sprechen, wenn also Ihr Allgemeinzustand gut ist, können Sie sich dem operativen Eingriff unterziehen. Bevor der Chirurg mit seiner Arbeit beginnt, werden die Brüste fotografiert und alle notwendigen Schnitte auf der Haut aufgezeichnet. Es ist wichtig, daß die neue Position der Brustwarzen im Stehen markiert wird. Das verhindert, daß sie während der Operation, bei der die Patientin ja liegt, asymmetrisch plaziert werden.

Die Operation dauert zwischen anderthalb und drei Stunden und wird in der Regel unter Vollnarkose vorgenommen. Der anschließende Klinikaufenthalt beträgt drei bis vier Tage.

Wie die Schnittführung verläuft, hängt ab vom Ausmaß des Eingriffs. Zwei Operationsmethoden stehen heute zur Verfügung. Bei der klassischen Methode legt der Chirurg einen Schnitt rund um den Brustwarzenhof, einen senkrechten vom Warzenhof bis zur unteren Brusthälfte und schließlich einen in der Umschlagfalte. Das ergibt einen t-förmigen oder ankerförmigen Schnittverlauf.

Seit Anfang der 90er Jahre gibt es eine zweite, narbensparende Methode. Dabei wird auf den Schnitt in der Umschlagfalte verzichtet. Der Nachteil dieser Schnittführung ist, daß die operierte Brust vier bis sechs Monate braucht, um ihre engültige Form

Der markierte Bereich der Haut wird bei der Operation entfernt und die Brustwarze weiter oben plaziert.

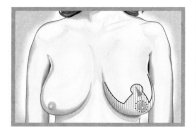

So sieht der gestraffte Busen nach der Operation aus. Die dunklen Linien zeigen, wo die Nähte verlaufen und wo Narben zu sehen sein werden.

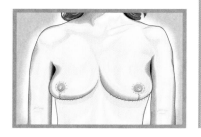

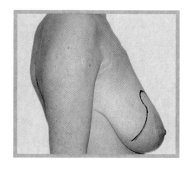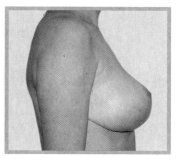

anzunehmen. Bei der klassischen Operationsmethode ist die Form sofort da. Die narbensparende Methode eignet sich eher für junge Patientinnen und nicht zu große Brüste.

Sind die Schnitte angelegt, wird die überschüssige Haut entfernt, die abgeflachte obere Brusthälfte mit körpereigenem Brustgewebe aufgefüllt und die Brustwarze weiter nach oben versetzt. Ist die Hängebrust sehr groß und schwer, muß sie verkleinert werden, da sonst der alte Zustand recht bald wieder erreicht wäre. Sofort nach der Operation wird um die Brust ein elastischer Verband oder ein BH gelegt, um sie zu stützen. Der Wundschmerz ist nach einer Bruststraffung nicht stark und klingt einen Tag nach dem Eingriff ab.

WAS PASSIERT NACH DEM EINGRIFF?

Zwei bis drei Wochen nach dem Eingriff werden die Fäden gezogen, und nach etwa drei Wochen ist Sporttreiben wieder erlaubt. An den Arbeitsplatz kann man nach etwa einer Woche zurückkehren. Wichtig ist, einige Wochen lang einen gut stützenden Büstenhalter zu tragen und, bis sich die roten Narben zurückgebildet haben, direkte Sonnenbestrahlung zu meiden. Im Laufe des ersten Jahres nach der Operation sind drei bis vier Nachuntersuchungen empfehlenswert. Wie bei vielen Schönheitsoperationen ist das Ergebnis nicht von ewiger Dauer. Wie lange eine Brust nach der Straffung schön bleibt, ist abhängig vom Können des Chirurgen und von der Pflege der Brust.

Eine Bruststraffung kostet je nach Arzt und Schwierigkeitsgrad zwischen 7000 und 9000 DM. Da es sich in der Regel um einen rein kosmetischen Eingriff handelt, übernehmen die Krankenkassen die Operations- und alle andern anfallenden Kosten (Narkose, Klinikaufenthalt) nicht.

VERGRÖSSERUNG ZU KLEINER BRÜSTE

Die ideale Größe eines Busens gibt es nicht. Was schön ist oder besonders anziehend und erotisch wirkt, ist eine sehr individuelle Beurteilung und stark vom jeweiligen Zeitgeist abhängig. Und daß eine Frau allein wegen der Form und Größe ihres Busens bei Männern begehrt wird, eine glückliche Partnerschaft führt, beruflichen Erfolg hat und insgesamt eine attraktive Erscheinung ist, ist ein großer Trugschluß. Wer solche Erwartungen in eine Brustvergrößerung setzt, wird unweigerlich enttäuscht und den Eingriff bereuen. Daß eine Frau nach einer erfolgreichen Brustvergrößerung dennoch sehr oft an Ausstrahlung gewinnt, liegt ganz einfach daran, daß der „neue" Busen ihr mehr Selbstvertrauen gibt und sie ihren Körper nun mag.

Eine Brustvergrößerung ist angezeigt bei einer entwickelten, jedoch zu kleinen Brust (Mammahypoplasie), bei einem Gewebeschwund (Atrophie) oder bei einer genetisch bedingten Nichtentwicklung der Brust (Mammaagenesie).

Unter allen operativen Eingriffen an den weiblichen Brüsten hinterläßt die Brustvergrößerung die kleinsten Narben.

DAS GESPRÄCH MIT DEM ARZT

Zwei Aspekte müssen mit dem Arzt ausführlich vor dem Eingriff besprochen werden: das genaue Vorgehen während der Operation und Hinweise auf mögliche Risiken, die sich durch eingesetzte Implantate ergeben können. Wird die Patientin nicht über eventuelle Komplikationen, etwa die Kapselbildung, nach der Brustvergrößerung informiert und tritt das Problem tatsächlich auch ein, kann sie dem Arzt gegenüber Schadensersatzansprüche geltend machen.

Bei Patientinnen, die älter sind als 35 Jahre, wird der Arzt eine Mammographie machen lassen, um

In der Frühzeit der plastischen Brustchirurgie setzte man Frauen unter anderem auch Festkörperimplantate ein, etwa aus Holz und Elfenbein.

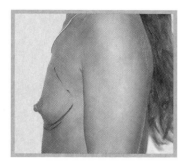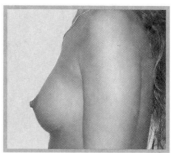

Diese junge Frau hatte einen zu kleinen, mädchenhaften Busen (Abb. links). Die operativ vergrößerten Brüste haben nun eine zur Statur der Frau passende Größe (Abb. rechts).

bösartige Tumore ausschließen zu können. Auch eine Untersuchung der Brust auf Zysten ist empfehlenswert, damit eine eventuell notwendige Nadelpunktion durchgeführt werden kann, bevor sich in der Brust ein Implantat befindet.

Die neue Größe und Form der Brüste läßt sich am besten anhand von Fotos bestimmen, das heißt, der Arzt kann Aufnahmen von anderen Patientinnen vor und nach dem Eingriff zeigen und unter Berücksichtigung der gesamten Körperproportionen zusammen mit der Patientin die ideale Größe bestimmen.

Jede Frau, die ihre Brüste vergrößern lassen möchte, muß wissen, daß das Ziel der ästhetischen Chirurgie ist, einen auffällig kleinen Busen normal groß zu gestalten und nicht einen normal großen extrem groß, und daß außerdem bei auffallend großen Brüsten Komplikationen nach dem Eingriff viel öfter auftreten als nach dem Einsetzen normal großer Implantate.

DER EINGRIFF

Vor der Operation fotografiert und vermißt der Arzt beide Brüste. Wenn die Patientin es wünscht, können ungleichmäßig große Brüste während des Eingriffs durch entsprechend veränderte Implantate ausgeglichen werden. Auf der Haut werden die geplanten Einschnittlinien markiert.

Eine Brustvergrößerung kann unter Vollnarkose, unter lokaler Betäubung oder in einer Kombination aus lokaler Betäubung und Dämmerschlaf vorge-

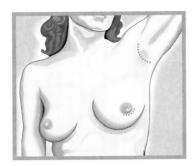

Es gibt drei mögliche Schnitt-führungen bei der Brustver-größerung: in der Achselhöhle, am unteren Warzenvorhof-rand und in der Brust-umschlagfalte.

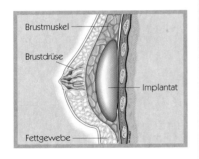

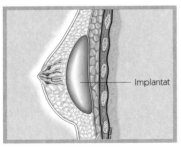

Das Implantat kann unter (Abb. oben) oder auf den Brustmuskel (Abb. unten) gelegt werden.

nommen werden. Die Narkoseart ist abhängig von der Operationsmethode des Arztes. Der Eingriff dauert eine bis anderthalb Stunden, der stationäre Aufenthalt drei bis vier Tage.

Die Schnitte, durch die das Implantat eingeführt wird, können an drei Stellen gelegt werden: in der Brustumschlagfalte, am unteren Rand des Warzenvorhofs oder in der Achselhöhle. Die zurückbleibenden Narben sind bis zu fünf Zentimeter lang und fallen kaum auf.

Der Arzt durchtrennt die Haut und präpariert eine Tasche für das Implantat. Je nachdem, ob das Implantat unter oder auf den Brustmuskel gelegt wird, muß dazu entweder der Muskel vom darunterliegenden Brustkorb oder die Brustdrüse vom Brustmuskel sanft abgelöst werden – in der Regel wird heute das Implantat jedoch über den Brustmuskel gelegt, die andere Methode birgt viele Nachteile.

Gleichzeitig stillt der Arzt durch elektrisches Verschweißen der verletzten Blutgefäße die Blutung. Vor dem Einsetzen der Implantate muß jede Blutung gestillt, die Taschen eventuell ausgespült und schließlich mit Tupfern getrocknet werden. Je sorgfältiger der Arzt die Taschen für das Implantat vorbereitet, desto geringer ist die Wahrscheinlichkeit späterer Komplikationen.

Schließlich wird eine Drainage gelegt, damit Wundflüssigkeit abfließen kann, die Wunden werden vernäht und der Patientin ein gut stützender BH oder ein elastischer Verband angelegt.

WAS IST FÜR DIE ZEIT DANACH WICHTIG?
In den ersten Tagen nach der Operation können die Bewegungen der Arme etwas schmerzen und unangenehme Spannungsgefühle in den Brüsten auftreten.

Einige Wochen lang sollte ein BH Tag und Nacht getragen werden. Ungefähr zehn Tage nach der Operation werden die Fäden gezogen. An den Arbeitsplatz kann die Patientin nach einer Woche zurückkehren, leichte sportliche Betätigung ist drei Wochen nach der Operation erlaubt. Schwere körperliche Arbeit, insbesondere schweres Heben, ist frühestens acht Wochen nach dem Eingriff erlaubt. Nach Möglichkeit sollten die Narben ein halbes Jahr lang nicht direkter Sonneneinstrahlung ausgesetzt werden.

Bei älteren Implantatmodellen waren regelmäßige Massagen der Brüste wichtig, um möglicher Kapselbildung entgegenzuwirken. Bei den heute verwendeten Silikonimplataten mit der rauhen Oberfläche sind Massagen nicht mehr notwendig.

WELCHE KOMPLIKATIONEN SIND MÖGLICH?

Die immer noch häufigste Komplikation nach einer Vergrößerung der Brüste ist die Bildung einer narbigen Kapsel (Kapselfibrose). Es gibt keinen Arzt, der sie von vornherein ausschließen kann oder der vorhersagen könnte, wann sie auftreten könnte. Das ist zwei Monate oder auch fünf Jahre nach der Operation möglich.

Eine solche narbige Kapsel bildet sich infolge innerer Narben, die um das Implantat herum entstehen. Die Bindegewebshülle zieht sich zusammen, die Implantathöhle wird enger, läßt dem Implantat immer weniger Platz und verschiebt es eventuell nach oben. Die Kapselfibrose kann auf einer oder beiden Brüsten auftreten und ist in sehr seltenen Fällen schmerzhaft.

Beheben kann der Arzt die Kapselfibrose entweder durch eine erneute Operation, bei der die Kapsel gesprengt wird, oder indem er die Bindegewebshülle mit seinen Händen von außen zerdrückt und auf diese Weise sprengt. Dabei kann es allerdings passieren, daß auch das Implantat platzt.

Durch verbesserte Implantate und Operationstechniken konnte bis heute die Zahl der Kapselfibrosen stark reduziert werden. Diese Komplikation tritt nur noch bei etwa fünf Prozent aller Brustvergrößerungen auf. Noch von zwei Jahrzehnten war es ein Mehrfaches dieser Prozentzahl.

Eine Brustvergrößerung kostet – mit Implantat, Klinikaufenthalt und Narkose – etwa 10 000 DM. Die Krankenkassen übernehmen die Kosten nicht. Das Operationsergebnis kann mehrere Jahrzehnte lang anhalten.

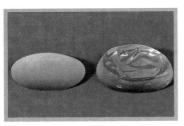

Links ein modernes Silikon-implantat mit rauher Oberfläche, rechts ein älteres Modell

Silikonimplantate für Brust-vergrößerungen gibt es seit 1962, zwei Jahre später wurden sie weltweit einge-setzt. Allein in den USA setzte man bis 1992 jedes Jahr etwa 200 000 solcher Prothesen ein.

Zu den möglichen Komplikationen zählen auch Infektionen, Entzündungen und Abstoßungen des Implantats, sie sind jedoch alle heute ausgesprochen selten geworden.

Jede Frau, die ein Brustimplantat trägt, sollte ihren Busen regelmäßig selbst untersuchen und einmal pro Jahr vom Arzt untersuchen lassen. Jede Veränderung in Form oder Größe kann Hinweis auf ein Auslaufen des Implantats oder eine Verhärtung sein. Auch Knoten können für einen Riß des Implantats oder auch für einen Tumor sprechen.

WARUM GERIET SILIKON ALS IMPLANTAT IN VERRUF?

Die Implantate, die bei einer Brustvergrößerung ver-wendet werden, bestehen in den meisten Fällen aus einer elastischen Silikonhülle und einem Silikongel im Inneren.

Silikon gilt als sehr haltbar und sehr gewebe-freundlich, weswegen man es gerne als Implatatstoff verwendet, aber auch in anderen Bereichen der Me-dizin, etwa bei der Herstellung künstlicher Gelenke.

Anfang der 90er Jahre geriet Silikon in die Schlag-zeilen, weil der Verdacht aufkam, diese Substanz schädige die Gesundheit. Einige Frauen mit älteren flüssigen Silikonimplantaten waren an Rheuma und Krebs erkrankt und führten diese Krankheiten auf das Implantat zurück, das gerissen und im Körperge-webe ausgelaufen war. Auch Frauen mit intakten Im-plantaten klagten über verschiedene Beschwerden und einige Silikon-Kritiker behaupteten, es gäbe ei-nen Zusammenhang zwischen dieser Substanz im Körper und Autoimmunerkrankungen (beispielswei-se Gelenkentzündungen).

Obwohl in keinem der zahlreich erarbeiteten Gut-achten die Schädlichkeit von Silikonimplantaten be-wiesen werden konnte, verbot die amerikanische Gesundheitsbehörde 1992 ihre Verwendung – aller-dings nur bei Brustvergrößerungen, nicht beim Wie-deraufbau der Brust nach Amputationen. In Deutsch-land gilt dieses Verbot nicht.

STILLEN MIT SILIKON?

Man weiß heute noch nicht, ob auslaufendes Silikon, das in die Muttermilch gelangt, schädlich für das Baby ist. Eine in den USA durchgeführte Untersuchung an elf Kindern vom Müttern mit Silikonimplantaten ergab, daß sechs von den acht gestillten Kindern Veränderungen der unteren Speiseröhre hatte. Zwar konnten bei den Gewebeproben dieser Kinder keine Silikonpartikel nachgewiesen werden, doch solange die Forschung nicht jedes Risiko ausschließen kann, sollten Mütter mit Silikonimplantaten, um ganz sicher zu gehen, ihre Kinder besser nicht stillen und dafür Flaschennahrung geben.

WAS WIRD HEUTE AUCH NOCH IMPLANTIERT?

Zu den gebräuchlichsten Substanzen außer Silikon zählen Kochsalzlösung, Hydrogel und Sojaöl. Körpereigenes Gewebe (zum Beispiel aus dem Bauch oder Rücken) wird, wenn überhaupt, nur beim Wiederaufbau der Brust verwendet. Die dabei entstehenden Narben sind viel größer als bei der Arbeit mit Implantaten.

Unabhängig davon, um was für eine Substanz es sich bei dem Implantat handelt, ist die Implantathülle immer aus Silikon. Bis heute wurde kein Material gefunden, das besser verträglich ist.

Implantate mit Kochsalzlösung sind für den Körper ungefährlich, wenn sie platzen. Der Nachteil ist, daß die Kochsalzlösung auch ohne Riß der Implantahülle allmählich auslaufen und der Busen an Form und Größe verlieren kann.

Implantate mit Sojaöl sind im Falle eines Risses der Hülle unschädlich. Das Naturöl wird bei Austritt vom Körper vollständig abgebaut und ist durchlässig für Röntgenstrahlen.

Implantate mit Hydro-Gel ähneln in ihrer Konsistenz am ehesten dem Silikon. Für all diese Substanzen – außer Silikon – gilt aber: Man kann heute noch nichts über langfristige Folgen sagen, weil man noch keine lange Erfahrung mit ihnen hat.

Die heute verwendeten Brustimplantate bestehen aus:
- Silikongel
- Kochsalzlösung
- Sojaöl
- Hydro-Gel

79

VERKLEINERUNG ZU GROSSER BRÜSTE

Die normal große Brust wiegt ungefähr 500 g. Beträgt ihr Gewicht das Doppelte oder Mehrfache, ist es aus medizinischer Sicht ein zu großer Busen. Die Veranlagung dazu wird vererbt.

In einem solchen Fall wächst zwischen dem 16. und 20. Lebensjahr mehr Busen, und es entsteht zu viel Drüsengewebe – die Folge ist ein zu großer und sehr schwerer Busen, der recht bald auch zu hängen beginnt. Nur durch Abmagerungskuren läßt sich das Problem – und das ist es für die meisten Mädchen und Frauen – nicht beheben.

BETROFFEN SIND KÖRPER UND PSYCHE

Für die Betroffenen ist ein zu großer Busen eine große seelische wie auch körperliche Belastung. Die Frauen fühlen sich bei Männern sehr oft lediglich als Objekte sexueller Begierde, denken, nicht um ihrer selbst Willen geliebt, sondern wegen ihrer Oberweite begehrt zu werden. Besonders junge Mädchen schämen sich wegen ihrer Brüste, versuchen sie durch krumme Körperhaltung und unter weiter Kleidung zu verstecken.

Zu den körperlichen Beschwerden zählen sehr oft Nacken- und Rückenschmerzen, Muskelverspannungen und Schäden an Wirbelkörpern.

Wenn wegen des zu großen Busens die Wirbelsäule überlastet ist, liegt eine medizinische Indikation vor, und in diesem Fall übernehmen die Krankenkassen die anfallenden Kosten einer Operation. Bei welcher Größe des Busens das der Fall ist, hängt von der Körpergröße der Frau ab: Was für eine großgewachsene Frau ein normal großer Busen ist, kann für eine kleinere bereits ein für ihre Wirbelsäule zu großer sein. In jedem Fall ist es ratsam, mit dem Arzt darüber zu reden, ob eine Kostenübernahme von der Krankenkasse möglich ist.

Ein zu großer Busen ist für die meisten Frauen nicht nur ein ästhetisches Problem, sondern mit unterschiedlichen körperlichen Beschwerden und oft mit einer großen psychischen Belastung verbunden.

ÜBER DEN RICHTIGEN ZEITPUNKT

Jede gesunde Frau kann ihren Busen verkleinern lassen. Mädchen, die unter zu großen Brüsten leiden, sollten am besten zwischen dem 17. und 18. Lebensjahr operiert werden, früher nur in Ausnahmefällen. Am sinnvollsten ist es jedoch, diesen Eingriff vornehmen zu lassen, wenn die Familienplanung abgeschlossen ist, denn eine erneute Schwangerschaft und Stillzeit, die die Brüste anschwellen und erschlaffen lassen, machen das Operationsergebnis wieder zunichte.

Über den richtigen Zeitpunkt einer solchen Operation entscheidet auch das Gewicht der Patientin. Eine Brustverkleinerung zählt zu den komplizierteren Eingriffen, dauert zwischen zwei und vier Stunden und wird unter Vollnarkose durchgeführt, ist also für den Organismus auf jeden Fall keine zu unterschätzende Belastung. Bei übergewichtigen Patientinnen ist bei einer so langen Operation das Risiko von Thrombosen und Embolien immer erhöht. Daher muß bei solchen Frauen der Arzt auf einer Verringerung des Gewichts bestehen, bevor er einen Operationstermin vorschlägt.

Es gibt aber auch noch zwei weitere Gründe für eine Diät vor einer Brustverkleinerung: Die neue Große und Form des Busens sollte – um ein optimales Ergebnis zu erzielen – die übrigen Proportionen des Körpers berücksichtigen. Wohlgeformte, normal große Brüste passen nicht in das Gesamtbild eines üppigen oder gar stark übergewichtigen Körpers. Und schließlich verläuft der Eingriff bedeutend einfacher, wenn weniger Fettgewebe vorhanden ist.

Übergewichtige Frauen sollten am besten vor der Operation etwas abnehmen und danach immer auf ihr Gewicht achten.

DAS GESPRÄCH MIT DEM ARZT

Der Arzt muß der Patientin den Verlauf der Operation und die Methode, die er anwenden wird, genau erklären. Darüber hinaus sollte er selbstverständlich auf mögliche negative Folgen aufmerksam machen:
● Die Patientin muß wissen, daß eine Brustverkleinerung immer Narben hinterläßt. Je nach Größe des

Eine Brustverkleinerung kostet zwischen 8000 und 10 000 DM und kann bei guter Pflege des Busens sehr lange halten, oft bis ins hohe Alter.

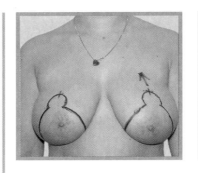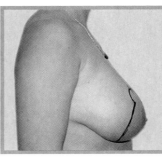

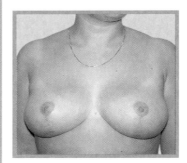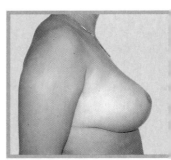

In der oberen Reihe sieht man eine junge Frau mit übergroßen Brüsten. Einge-zeichnet ist der Bereich auf der Haut, der bei der Opera-tion entfernt werden soll. In der zweiten Reihe ist die gleiche Patientin zehn Wochen nach dem Eingriff zu sehen. Operiert wurde mit in der narbensparenden Technik, es gibt also keine Narbe in der Brustumschlagfalte.

Eingriffs und je nach Veranlagung der Frau zur Narbenbildung können diese unterschiedlich auffällig sein. Nach etwa einem Jahr sind in der Regel die roten Narben zu dünnen weißlichen Linien verblaßt.

● Wegen möglicher Verhärtungen und Verwachsungen des Bindesgewebes können Tastuntersuchungen der Brust erschwert sein. Das bedeutet, daß Veränderungen des Gewebes nicht immer rechtzeitig ertastet werden können.

● Die Patientin sollte wissen, daß für einige Wochen, manchmal auch Monate, die Empfindsamkeit der Brustwarzen gestört sein kann. Der Arzt muß sie auch darüber aufklären, daß beim Eingriff Milchgänge, Nerven oder Blutgefäße verletzt werden können, was zur Folge hat, daß kein Stillen mehr möglich ist.

DER EINGRIFF

Vor der Operation fotografiert und vermißt der Arzt beide Brüste der Patientin und berechnet auf diese Weise, wieviel Gewebe und Haut entfernt werden müssen. Auf der Haut wird die Schnittführung und die neue Position der Brustwarzen markiert.

Die Operation selbst erfolgt unter Vollnarkose. Es gibt zwei Verfahren: Bei dem klassischen durchtrennt der Arzt mit dem Skalpell die Haut rund um den Warzenvorhof und im unteren Bereich der Brust einschließlich der Brustumschlagfalte. Bei der narbensparenden Operationstechnik, die sich bei jüngeren Frauen und weniger umfangreichen Brustverkleinerungen eignet, entfällt der bogenförmige Schnitt in der Umschlagfalte. Wieviel von den tieferen Gewebeschichten durchschnitten werden muß, hängt ab von der Größe der Brust. Das Gewebe, das entfernt werden soll, wird entnommen und die Brustwarze in die neue Position verlegt.

Bei extrem großen Brüsten ist es notwendig, die Brustwarze abzutrennen. Die Folge dieser freien Transplantation ist die Einbuße der Stillfähigkeit und eine dauerhafte Empfindungslosigkeit der Warzen. Diese Technik wird bei Frauen im gebärfähigen Alter nur in Ausnahmefällen praktiziert.

Wurden überschüssige Gewebe und Hautteile entfernt, werden die Wunden in mehreren Schichten verschlossen und um die Brust ein elastischer Verband gelegt oder ein gut stützender BH.

Nach dem Eingriff ist in der Regel ein zwei- bis viertägiger Klinikaufenthalt vorgesehen. Die Schmerzen nach der Operation sind im Normalfall nicht sehr stark, das Anheben der Arme kann jedoch zunächst Probleme bereiten.

WAS MUSS MAN NACH DEM EINGRIFF BEACHTEN?

Nach einer Woche werden die Fäden gezogen. Zwei Wochen nach dem Eingriff kontrolliert der Arzt das Ergebnis. Einige Wochen lang muß Tag und Nacht ein gut stützender BH getragen werden. Schwere körperliche Arbeiten und Sportarten, bei denen große Armbewegungen notwendig sind, darf man in den ersten sechs Wochen nach dem Eingriff nicht ausüben.

Bei einer Brustverkleinerung werden pro Seite meistens 250 bis 400 Gramm Gewebe entfernt. Es gibt aber auch Fälle, bei denen es bis zu 2 Kilogramm pro Busen sind.

Mögliche Komplikationen während und nach der Operation:
- Thrombose oder Embolie
- Infektionen
- teilweises oder völliges Absterben der Brustwarze
- Narbenwucherungen
- Sensibilitätsminderung der Brustwarzen

KORREKTUR
ASYMMETRISCHER BRÜSTE

Stark asymmetrische Brüste stellen für die betroffenen Frauen ein großes psychisches Problem dar.

Unterschiedlich große Brüste sind gar nicht selten, ebenso wie die meisten Menschen keine exakt symmetrische Gesichter haben: Ein Auge liegt oft etwas höher als das andere, die linke Augenbraue ist leicht anders geformt als die rechte und die Nase verläuft selten genau in der Gesichtsmitte. Würde man eine Gesichtshälfte nehmen, sie spiegeln und dann aus der „richtigen" Seite und der gespiegelten ein ganzes Gesicht formen, entstünde ein völlig fremdes Gesicht.

Solche Asymmetrien fallen uns selbst kaum auf und den meisten Frauen fallen die leichten Asymmetrien ihrer Brüste nicht auf. Oft werden sie erst vor den Ärzten im Rahmen einer Untersuchung oder vielleicht beim plastischen Chirurgen in der Vorbereitungsphase zu einer Brustverkleinerung, -vergrößerung oder -straffung darauf aufmerksam gemacht.

Es gibt aber auch auffällige Asymmetrien, die für die betroffenen Frauen große psychische und soziale Probleme hervorrufen. Für solche Fehlbildungen gibt es verschiedene Ursachen:

Vor Beginn der Brustentwicklung kann die Brustanlage durch einen Unfall (beispielsweise eine starke Verbrennung oder Verbrühung) oder während eines chirurgischen Eingriffs (etwa bei der Entfernung eines Muttermals auf der Brust) geschädigt worden sein.

Es kann sich aber auch um eine genetische Störung handeln. Diese kann zum Beispiel bewirken, daß sich während der Brustreifung nur eine Seite normal entwickelt. Die andere Seite wird größer, schwer und hängt deswegen auch oft, oder sie bleibt unterentwickelt. Oder es kann auch sein, daß die eine Brust unterentwickelt und die andere überentwickelt ist.

Je nachdem, um welchen Fall es sich handelt, werden während des chirurgischen Eingriffs entweder die große Brust verkleinert, die kleine vergrößert oder eine Seite vergrößert und die andere verkleinert. Bei der einseitigen Vergrößerung muß man damit rechnen, daß es mit zunehmendem Alter erneut zu einer Asymmetrie kommt, weil sich zwar die mit Silikon gefüllte Brust nicht verändert, wohl aber die andere. Dann wäre unter Umständen ein weiterer Eingriff notwendig.

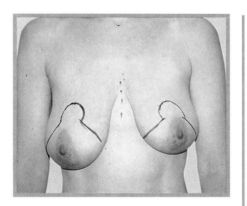

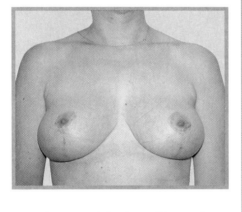

Auffällig asymmetrische und hängende Brüste hatte diese Patientin (Abb. oben). Einige Wochen nach der Operation sind die Narben zwar noch zu sehen, der Busen ist nun aber wohlproportioniert (Abb. unten).

Bei der Operation können natürlich die gleichen Komplikationen auftreten wie auch bei den Eingriffen, die in den vorherigen Kapiteln beschrieben wurden, also wie bei der Vergrößerung, Verkleinerung und Straffung der Brüste. Auch die Nachsorge sieht genauso aus wie bei den bereits genannten Brustoperationen.

Die Kosten für eine solche Operation übernehmen die Krankenkassen nur bei sehr auffälligen Asymmetrien, die als Mißbildungen einzustufen sind. Es ist auf jeden Fall ratsam, vor einem solchen Eingriff mit dem Arzt zu besprechen, ob eine Kostenübernahme möglich ist.

WENN DIÄT UND SPORT NICHT WEITERHELFEN – BAUCHDECKENPLASTIK

Natürlich ist es am besten, die Bachmuskeln gar nicht erschlaffen zu lassen, also auf regelmäßige Bewegung und Gymnastik (vor allem nach einer Schwangerschaft!) und die richtige Körperhaltung zu achten sowie auf radikale Schlankheitskuren zu verzichten. Wurde das versäumt und ist ein schlaffer Bauch entstanden, kann er vollständig nur noch operativ gestrafft werden.

Übrigens: Männer sind von erschafften Bäuchen seltener betroffen. Das liegt ganz einfach daran, daß der Bauch einer Frau extrem dehnbar ist, weil er die Beanspruchung während einer Schwangerschaft aushalten muß.

WANN IST EINE OPERATION SINNVOLL?

Kandidatinnen für eine Bauchdeckenstraffung, auch Bauchdeckenplastik genannt, sind Frauen, deren Haut sich nach einer oder mehreren starken Abmagerungskuren nicht mehr zurückgebildet hat und Frauen, deren Bauchhaut sich während einer Schwangersachaft überdehnt und an Elastizität verloren hat. Auch eingezogene oder schmerzhafte Narben, die nach einer Operation entstanden sind, können mit der Bauchdeckenplastik beseitigt werden wie auch überschüssige Hautpartien, die aufeinanderliegen und sich deswegen leicht entzünden können.

Vor der Operation ist bei stark übergewichtiger Frauen eine Diät notwendig, weil sonst der Eingrif zu riskant ist.

Wichtig ist, daß die Patientin vor der Operation nicht erkältet ist, weil Niesen und Husten nach dem Eingriff die frisch operierte Bauchdecke zu stark belasten könnten.

Die ersten Operationen, bei denen erschlaffte Bauchdecken gestrafft wurden, führte man bereits um die Jahrhundertwende durch.

Ruth. M., 47 Jahre

Heute bedaure ich es, daß ich früher so gut wie nichts für meinen Körper und mein Aussehen getan habe. Zunächst lebte ich ausschließlich für meinen Beruf, und dann kamen noch Mann und zwei Kinder hinzu, für die ich immer dasein wollte. In meinem Beruf bin ich mittlerweile sehr erfolgreich, und meine Familie liebe ich über alles, doch wenn ich in den Spiegel schaue, meinen nackten Körper betrachte, werde ich ungeheuer wütend und traurig zugleich. Ich begreife nicht, daß ich zulassen konnte, daß mein Körper, meine Muskeln, meine Haut so erschlaffen. Mein Bauch sieht aus wie ein schlecht gekneteter Brotteig, voller Dellen und Ausbeulungen. Ich liebäugle seit einiger Zeit mit einer sogenannten Bauchdeckenplastik. Eine Freundin hat mir einen, wie sie sagt, sehr guten plastischen Chirurgen empfohlen. Sie meint, ich solle mich von ihm beraten lassen. Ich muß zugeben, ich hätte schon Angst vor so einer Operation, aber das Ergebnis, ein glatter, straffer Bauch, das wäre ein Traum für mich. Ich denke, ich höre mir an, was er zu sagen hat, welche Risiken es gibt, was so was kosten würde – vielleicht kann er mich ja überzeugen, und ich entscheide mich für den Eingriff.

Weniger geeignet für eine solche Operation sind Frauen, die zu Narbenwucherungen neigen. Besonders auf der Bauchhaut können sich nämlich leicht recht breite Narben bilden, die lange Zeit rot bleiben. Von einer kosmetischen Verbesserung der Bauchpartie kann dann nicht unbedingt die Rede sein.

Bei normalem Heilungsverlauf bleiben zwar die Narben immer bestehen, sie lassen sich allerdings meistens vom Bikinihöschen oder Slip problemlos verdecken.

WIE VERLÄUFT DIE BAUCHDECKENSTRAFFUNG?

Bei der Bauchdeckenplastik handelt es sich um einen großen chirurgischen Eingriff, der unter Vollnarkose durchgeführt wird, mehrere Stunden dauert und einen etwa einwöchigen Klinikaufenthalt erfordert. Vor der Operation vermißt der Arzt den Bauch und markiert auf der Haut die Schnittführung sowie den Teil der Haut, der entfernt werden soll.

Der Schnitt verläuft an der Obergrenze der Schambehaarung auf der Linie Leiste–Schambehaa-

Eine Bauchdeckenstraffung kostet zwischen 10 000 und 12 000 DM, inklusive Narkose und Krankenhausaufenthalt.

So sieht die Schnittführung bei der Bauchdeckenplastik aus.

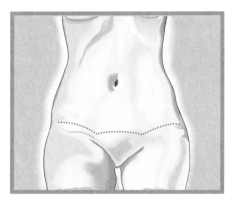

rung–Leiste. Die Haut wird aufgeschnitten und zusammen mit dem darunterliegenden Fettgewebe von der Muskelschicht – und eventuell bis zum Rippenbogen – abgelöst werden. Dann zieht der Arzt die Haut nach unten und kürzt sie so, daß sie wieder straff liegt. Der Nabel wird mit einem runden Schnitt freigelegt und wieder in der gleichen Höhe eingenäht, wo er sich früher befand. Zum Schluß werden eine oder mehrere Drainagen angelegt, damit für einige Tage Wundsekret ablaufen kann, und die Wunde wird in mehreren Schichten vernäht.

MÖGLICHE KOMPLIKATIONEN

Nach der Operation kann es manchmal wegen der großen Wundfläche zu Nachblutungen kommen, die dann in einem erneuten Eingriff gestillt werden müssen. Auch eine Infektion der Wunde, die zu Eiteransammlungen und Fisteln führen kann, muß operativ behandelt werden. Sehr selten kommt es zum Absterben des Nabels oder zur Bildung von Blutgerinnnseln (Beinvenenthrombose).

Alle Wundheilungsstörungen – sie kommen übrigens bei fettreichen Bauchdecken häufiger vor als bei normal dicken Hautschichten – führen zu einer Verdickung oder Verbreiterung der Operationsnarbe. Beides kann jedoch nachträglich recht gut korrigiert werden.

WORAUF MUSS MAN NACH DER OPERATION ACHTEN?

In der ersten Zeit nach einer Bauchdeckenplastik ist es sehr wichtig, den Bauch und die Nähte nicht zu belasten. Daher muß man das Bett so einstellen, daß die Knie leicht angewinkelt sind und der Oberkörper etwas erhöht ist. Langes Liegen ist wegen der Gefahr von Blutgerinnselbildung nicht gut, doch aufstehen sollte man zunächst nur, wenn jemand dabei ist. Der Oberkörper darf beim Gehen nicht gestreckt werden, weil sich sonst die Wundheilung innen verzögern könnte. Solange man im Bett liegt, bekommt man vom Arzt Medikamente gegen eine mögliche Thrombose.

Etwa sechs bis acht Wochen nach der Operation sollte eine Miederhose oder ein Kompressionsgurt getragen werden. Sportliche Betätigung und anstrengende körperliche Arbeit sind mindestens sechs Wochen lang nicht erlaubt. An den Arbeitsplatz können Sie nach ungefähr zwei Wochen zurückkehren – vorausgesetzt natürlich, es handelt sich dabei um keine schwere körperliche Tätigkeit.

Eine Straffung der Bauchdecke kann – wenn der Chirurg sorgfältig gearbeitet und Sie die Bauchhaut gepflegt haben – mehrere Jahrzehnte vorhalten.

Starkes Zunehmen an Gewicht oder auch eine Schwangerschaft können allerdings das Ergebnis dieses operativen Eingriffs leicht wieder zunichte machen.

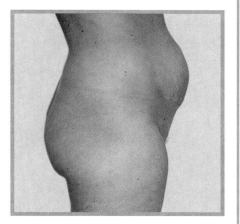

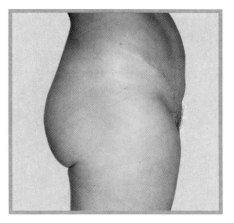

Schwangerschaften und wenig oder gar kein Sport führten bei dieser Patientin zu einem deutlich vorgewölbten Bauch (Abb. oben). Die operative Straffung der Bauchdecke brachte der Frau wieder eine gute Figur (Abb. unten).

DICK AN FALSCHEN STELLEN?
MANCHMAL HILFT FETTABSAUGUNG

Um es gleich vorweg zu sagen: Mit der Fettabsaug-Methode kann man Übergewicht nicht beheben. Hilfe bietet dieses chirurgische Verfahren Menschen, die trotz Diät oder Sport an bestimmten Körperstellen nicht abnehmen können. Bei Frauen sind Bauch, Hüfte, Gesäß, Oberschenkel, Knie, Wade, Fessel, Oberarme und Kinn die typischen Problemzonen, bei Männern vor allem Bauch und Kinn.

Die Fettabsaugung ist ein relativ junges Gebiet der ästhetischen Chirurgie. Die ersten Eingriffe wurden in den 70er Jahren in Europa durchgeführt, allerdings nicht immer mit zufriedenstellenden Ergebnissen. Erst 1983 wandte ein französischer Arzt eine Methode an, die wegen sehr guter Resultate weltweite Verbreitung fand und auch heute praktiziert wird.

HANDELT ES SICH WIRKLICH UM FETT?

Bevor eine Fettabsaugung gemacht wird, muß ärztlich festgestellt werden, ob es sich bei der „Problemzone" auch tatsächlich um eine Fettansammlung handelt. Ein Bauch beispielsweise kann auch deswegen fett oder dick aussehen, weil sich dahinter eine Krankheit befindet (etwa eine Fettleber oder auch ein Tumor).

WAS IST VOR DER OPERATION WICHTIG?

Ob man vor dem Eingriff abnehmen sollte, um ein besseres Ergebnis zu erreichen, oder besser nicht, dazu gehen die Meinungen der Ärzte auseinander.

Erwiesen ist dagegen, daß die Operation das beste Resultat erbringt, wenn die Haut noch elastisch ist. Das bedeutet nicht, daß das Fettabsaugen nur bei jüngeren Menschen erfolgreich ist, sondern, daß das Ergebnis dann am besten ist, wenn die Haut noch elastisch genug ist, um sich nach dem Fettabsaugen

Mit der Absaugmethode werden Fettzellen im behandelten Bereich für immer beseitigt. Das bedeutet allerdings nicht, daß man bei einer Gewichtszunahme nicht auch an diesen Stellen zunimmt.

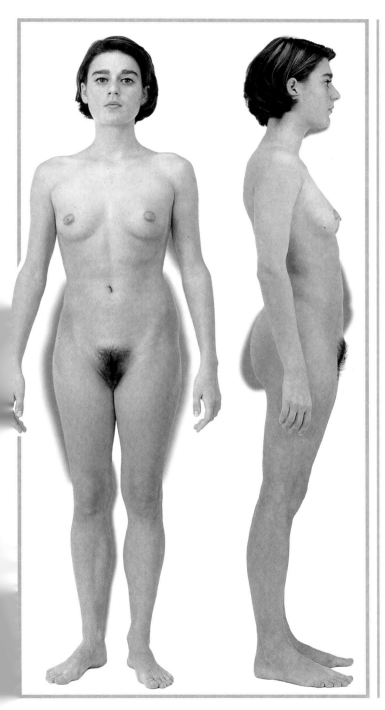

Eine falsche Körperhaltung,
zuviel Sitzen, Schwanger-
schaften, wenig Bewegung
und falsche Ernährung sowie
oft auch ganz einfach die Veranlagung führen zu Fettansammlungen, die den Körper
unproportional erscheinen
lassen. Die Stellen, an denen
Fett abgesaugt werden kann,
sind hier farbig markiert.

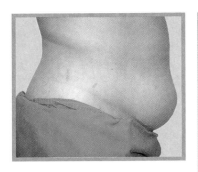

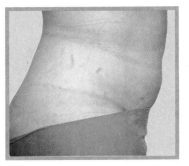

*Eine Patientin vor (Abb. oben)
und nach der Fettabsaugung
am Bauch (Abb. unten).*

zusammenziehen zu können. Das ist bei vielen Frauen, die Schwangerschaften hinter sich haben, oft nicht mehr der Fall. Dann muß das Fattabsaugen mit einer Bauchdeckenstraffung kombiniert werden.

WIE VERLÄUFT DIE OPERATION?

Der Arzt markiert auf der Haut, wo genau und wieviel er absaugen muß. Der Eingriff selbst erfolgt unter Vollnarkose oder unter örtlicher Betäubung. Die Hautschnitte sind später kaum noch zu sehen, denn sie verlaufen entweder in Hautfalten oder an den Stellen, die gut durch Kleidung verdeckt werden können. Außerdem sind lediglich Schnitte von bis zu einem halben Zentimeter erforderlich.

In die Schnitte werden Kanülen von zwei bis vier Millimeter Durchmesser hineingeschoben. Über diese Kanülen werden Fettzellen mit Ultraschall zerstört oder das Fettgewebe mit einer Vakuumpumpe abgesaugt. Während der Arzt mit der einen Hand das Instrument führt, tastet er mit der anderen die Hautoberfläche ab, um die Tiefe und Symmetrie der Absaugung zu fühlen. Vorsichtiges und symmetrisches Arbeiten ist wichtig, um unterschiedliche Ergebnisse etwa auf der linken und rechten Bauchseite, aber auch um Verletzungen innerer Organe zu vermeiden.

Über den Erfolg des Eingriffs entscheidet nicht nur die Methode, sondern auch das Können des Arztes. Wieviel Fett in einem Eingriff abgesaugt werden kann, hängt von der Belastbarkeit des Patienten ab. Bei extrem großen Mengen steigt die Gefahr von Komplikationen (z. B. Probleme mit Herz und Kreislauf).

Nach der Fettabsaugung wird ein fest sitzendes Mieder angelegt, das der Haut hilft, sich an die veränderte Kontur anzupassen, und Schmerzen und Schwellungen lindern soll. Dieses Mieder muß mehrere Wochen lang Tag und Nacht getragen werden.

WIE GEHT ES NACH DER OPERATION WEITER?

Sofort am ersten Tag nach der Operation müssen Sie aufstehen, um die Blutgerinnselbildung zu vermeiden. Wurde der Eingriff ambulant durchgeführt, muß gewährleistet sein, daß der Arzt jederzeit zumindest telefonisch erreichbar ist.

Um sich Enttäuschungen zu ersparen, sollten Sie wissen, daß wenige Tage nach dem Eingriff, wenn der erste Verband gewechselt wird, die behandelten Körperteile geschwollen sind und nahezu wie vor dem Eingriff aussehen. Diese Schwellungen klingen aber mit Unterstützung des Verbands oder Mieders ab. Die Blutergüsse bilden sich innerhalb von zwei Wochen zurück.

In den ersten drei bis vier Wochen ist jede anstrengende körperliche Tätigkeit verboten. Auf Sport sollte man etwa zwei Monate lang verzichten. Direkte Sonnenbestrahlung der operierten Körperteile würde zu einer bleibenden Bräunung der Narben führen und die Rückbildung der Schwellung verzögern. Daher sollte man aufs Sonnenbaden zwei bis drei Monate lang verzichten.

Für ein langfristig gutes Ergebnis ist allerdings nicht nur der Arzt verantwortlich. Sie als Patientin oder Patient müssen die Nachsorge sehr gewissenhaft betreiben.

Das heißt, den Kompressionsverband oder das Mieder die vorgeschriebene Zeit tragen, die Haut regelmäßig so massieren, wie der Arzt es Ihnen erklärt hat, und natürlich die Termine zur Nachkontrolle wahrnehmen.

WELCHE KOMPLIKATIONEN SIND MÖGLICH?

Zu den häufigsten Komplikationen zählen Unebenheiten auf der Haut. In seltenen Fällen kann es zu Störungen der Durchblutung und Wundheilung kommen, zu allergischen Reaktionen sowie zur Bildung von Blutgerinnseln. Leichte Schwellungen, Spannungsgefühle und Schmerzen können in manchen Fällen mehrere Monate andauern. In Ausnahmefällen kann im operierten Bereich ein leichtes Taubheitsgefühl bleiben. Bei größerem Flüssigkeits- oder Blutverlust müssen Infusionen gegeben werden.

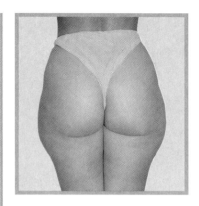

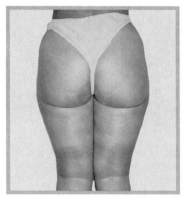

Diese Patientin litt unter ihrer Reithosendeformität (Abb. oben). Nach der Fettabsaugung ist ihr Körper wohlgeformt (Abb. unten).

Eine Fettabsaugung kostet mit Narkose und Klinikaufenthalt zwischen 3000 und 10 000 DM. Da ein solcher Eingriff am Körper ausschließlich der Verschönerung dient, beteiligen sich die Krankenkassen an den anfallenden Kosten nicht.

STRAFFUNG
DER OBERSCHENKEL

Vor Erfindung der Fettabsaug-Methode wurde erschlaffte Haut an den Oberschenkeln durch eine Operation gestrafft. Heute wird dieser Eingriff nur vorgenommen, wenn die Haut so erschlafft ist, daß sie sich nach einer Fettabsaugung nicht mehr an die neue Körperkontur anpassen würde oder wenn extreme, überhängende Hautfalten vorhanden sind.

Und auch dann sollte man sich diesen Schritt gründlich überlegen, denn die Operation hinterläßt große und durch Kleidung nicht immer zu verdeckende Narben. Für Frauen, die zu Narbenwucherung neigen, ist diese Operation keineswegs geeignet.

WIE VERLÄUFT DER EINGRIFF?

Die Haut kann an der Innen- und/oder der Außenseite der Oberschenkel erschlaffen. Bei der Straffung der Innenseite ist ein Schnitt von der Gesäßbackenfalte bis in die Leiste erforderlich. Soll die Außenseite behandelt werden – bei der sogenannten Reithose –, verläuft der dazu notwendige Schnitt von der Gesäßbackenfalte bis zur Vorderseite der Oberschenkel. Die Haut wird abgehoben, gestrafft, und die überschüssigen Teile werden entfernt.

Nach der Operation dürfen die Nähte nicht belastet werden, weswegen die Oberschenkel leicht zum Bauch hin angewinkelt werden müssen. In den ersten Tagen nach dem Eingriff ist zwar unbedingt Bettruhe erforderlich, doch müssen die Füße dennoch häufig bewegt werden, um den Blutrückfluß zu unterstützen. Etwa sechs bis acht Wochen lang sollte eine Kompressionshose getragen werden.

Nach der Operation sind Sport und anstrengende körperliche Arbeit für mindestens acht Wochen nicht erlaubt. Vor Sonneneinstrahlung sollte man die Narben wenigstens sechs Monate lang schützen.

Genauso wie die Oberschenkel können auch Oberarme gestrafft werden. Die zurückbleibenden Narben erstrecken sich von der Achselhöhle bis etwa zum Ellbogen.

MÖGLICHE KOMPLIKATIONEN

Da die Wunden recht groß sind, weil man in diesem Teil des Körpers stärker schwitzt und auch weil das Sauberhalten der Wunde schwieriger als an anderen Stellen des Körpers ist, kommt es bei dieser Operation häufiger als bei anderen zu Wundheilungsstörungen. Wurden bei dem Eingriff zu viele Lymphbahnen verletzt oder haben sich nach Infektionen Vernarbungen gebildet, können im Laufe der Zeit Lymphstauungen in den Unterschenkeln entstehen.

Eine Oberschenkelplastik kostet mit Narkose und Klinikaufenthalt bis zu 10 000 DM. Die Krankenkassen übernehmen die Kosten nicht.

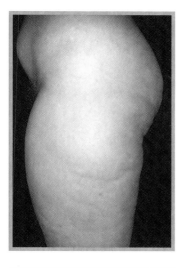
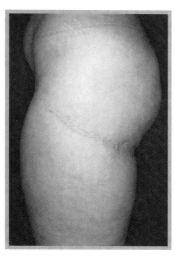

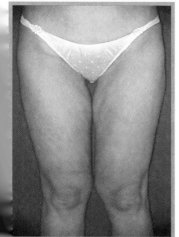
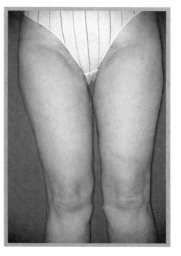

Beispiele für erfolgreich durchgeführte Oberschenkelstraffungen. Auf der Abbildung oben rechts ist gut die große Narbe sichtbar, die dieser Eingriff hinterläßt, wenn die Außenseite der Oberschenkel behandelt wird.

KORREKTUREN
AN KNIEN UND UNTERSCHENKELN

X- oder O-Beine, zu kräftige oder zu knochige Knie, dünne Beine, dicke Beine – für viele Frauen sind ihre, wie sie meinen, unattraktiven Beine ein so belastender Schönheitsfehler, daß sie sie am liebsten unter Hosen oder langen Kleidern vor den Augen anderer verstecken. Manchmal, etwa bei zu kräftigen Unterschenkeln, wird das Problem durch sportliche Betätigung noch größer.

Bevor eine chirurgische Korrektur der Knie oder Unterschenkel erwogen wird, muß ärztlich geklärt werden, ob nicht Erkrankungen Ursache für den „Makel" sind. So können Knie und Fesseln dick sein, weil sich Wasser und nicht lediglich Fett im Gewebe ansammelt. Das ist oft ein Hinweis auf Störungen der Nierenfunktion oder auf eine Herzschwäche. Jeder, der ein Gefäß- oder Venenleiden hat, sollte von solchen Eingriffen an den Beinen absehen, weil das Stauungsrisiko in den Blutgefäßen zu groß ist.

Asymmetrische Unterschenkel können eine angeborene Fehlentwicklung, eine Folge von Verletzungen oder ungleichmäßig geschwundenen Muskeln in den Waden sein. Letzteres ist oft der Fall bei einer Kinderlähmung.

Wurde eine Erkrankung ausgeschlossen, gibt es verschiedene Möglichkeiten, das Aussehen der Knie und Unterschenkel zu verbessern.

FETTABSAUGUNG AN UNTERSCHENKELN UND KNIEN

Beide Eingriffe, die Fettabsaugung an den Unterschenkeln und an den Knien, können unter örtlicher Betäubung und ambulant durchgeführt werden.

Damit keine Blutgefäße verletzt werden, benutzt der Arzt beim Absaugen an den Waden sehr feine und stumpfe Kanülen. Mit der Kanüle wird das Fettgewebe durchstochen, so daß es schwammig wird. Anschließend wird dem Patienten eine Stützstrumpf

Die Krankenkassen beteiligen sich an den Kosten für die Fettabsaugung an Unterschenkeln und Knien nicht. Der Eingriff pro Unterschenkel kostet zwischen 3000 und 4000 DM.

hose angezogen, damit das schwammige Gewebe plattgedrückt wird. Sehr wichtig ist es, die Beine mehrere Wochen lang nach dem Eingriff immer wieder am Tag hochzulagern, auch am Arbeitsplatz! Langes Liegen muß vermieden werden, weil sonst das Risiko einer Thrombose steigt.

Dieser Eingriff erfordert vom Arzt viel Fingerspitzengefühl, weil er einen Körperteil behandelt, in dem sich wichtige Nerven und Muskeln befinden. Ihre Schädigung kann zu zeitweiligen Lähmungen der Unterschenkelmuskulatur und zu Beeinträchtigungen der Sensibilität der Haut führen. Die Schwellungen nach dem Eingriff klingen in der Regel nach vier Wochen ab.

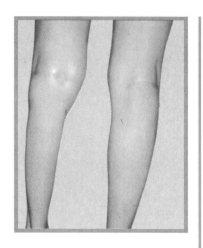

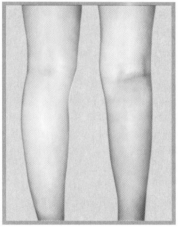

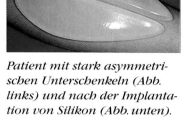

Patient mit stark asymmetrischen Unterschenkeln (Abb. links) und nach der Implantation von Silikon (Abb. unten). Die obere Abbildung zeigt zwei Unterschenkelimplantate.

UNTERSCHENKEL VERGRÖSSERN

Um die Unterschenkel zu vergrößern, werden heute speziell entwickelte Silikonkissen eingesetzt. Es handelt sich dabei nicht um flüssiges Silikon, sondern um ein festes Implantat, das weder verrutschen noch auslaufen kann. Die Risiken bei diesem Eingriff sind ähnlich denen, die auch bei Brustvergrößerungen auftreten können. Verhärtungen (Kapselfibrosen) treten jedoch nicht auf.

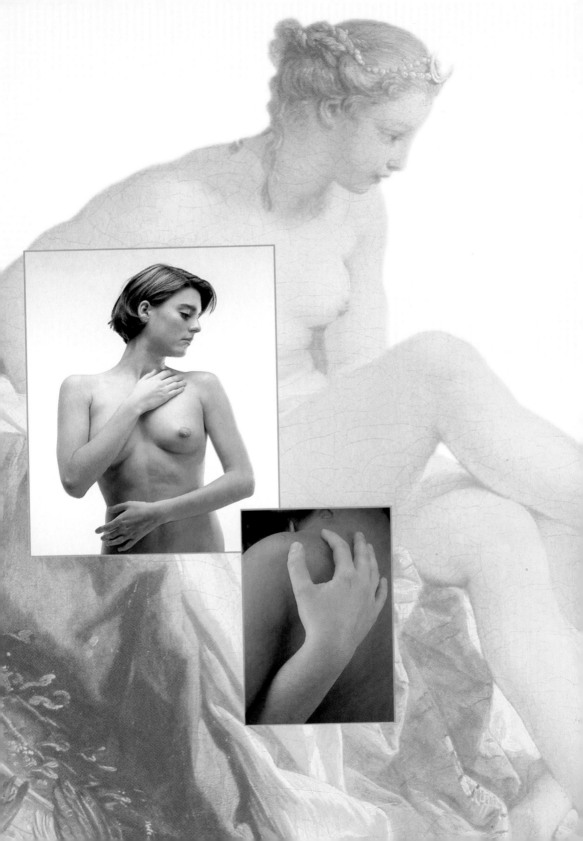

Die Haut –
ein Schutzmantel
und Sinnesorgan

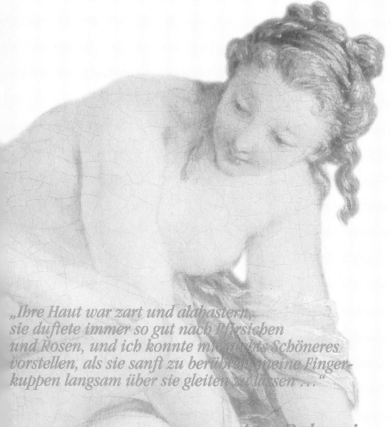

„Ihre Haut war zart und alabastern,
sie duftete immer so gut nach Pfirsichen
und Rosen, und ich konnte mir nichts Schöneres
vorstellen, als sie sanft zu berühren, meine Finger-
kuppen langsam über sie gleiten zu lassen ...“

Anna Radovani

NARBEN UND HAUTWUCHERUNGEN KORRIGIEREN

Jede Operation und auch jeder Unfall, bei dem die Haut aufplatzt oder aufgeschnitten wird, hinterlassen Narben auf der Haut. Diese sind für den Betroffenen natürlich sehr belastend, vor allem dann, wenn sie sich im Gesicht befinden. Für eine auffällige Narbe sind vor allem die Schnitt- und Nahttechnik des Chirurgen und auch das Gewebe des Patienten verantwortlich.

WIE BILDEN SICH NARBEN?

Eine frische Wunde verklebt innerhalb der ersten zwei Tage. Handelt es sich um eine Operationswunde, so hat sie sich in der Regel innerhalb von zwei Wochen so verfestigt, daß die Narbe bereits leichtere Spannungen, die sich durch Körperbewegungen ergeben, aushalten können. Stärkere Spannungen führen in dieser Zeit sehr leicht zum Aufplatzen der Narbe oder zumindest zu einer Dehnung, die zur Folge hätte, daß die Narbe später viel breiter und somit auffälliger wäre.

Die ersten zwei Wochen nach der Operation ist auch die Zeit, in der die Fäden gezogen werden können. Mit jedem weiteren Tag wird die Narbe fester und belastbarer. Daß die Narbenbildung allerdings noch lange nicht abgeschlossen ist, sieht man daran, daß die Narbe noch gerötet und verdickt ist und empfindlich auf Wärme und Kälte reagiert.

Je nachdem, wo sich die Narbe befindet, ist etwa nach sechs Wochen (etwa bei Lidkorrekturen) oder auch erst nach einem halben Jahr die Rötung verschwunden, die Narbe abgeflacht und so geschmeidig wie die umliegende Haut. Zu sehen ist im Idealfall nur noch eine feine, helle Linie.

Dieser Heilungsprozeß kann sich selbstverständlich verzögern, wenn es nach der Operation zu Infektionen und Blutungen kommt oder auch wenn

Bei Kindern und Jugendlichen ist die Narbenbildung ausgeprägter als bei Erwachsenen.

sich der Patient zuwenig Schonzeit gönnt und die Wunde aufplatzt. Solche Komplikationen, aber auch eine schlechte Schnitt- und Nahttechnik des Arztes, zu frühe Sonneneinwirkung und schließlich die Neigung des Patienten zu auffälligerer Narbenbildung, führen dazu, daß am Ende des Narbenbildungsprozesses eben doch nicht lediglich ein dünner weißer Strich zu sehen ist, sondern eine stark auffällige Narbe, verfärbt, verhärtet und verdickt.

Der Heilungsprozeß einer Narbe verzögert sich, wenn die Wunde nicht operativ, sondern bei einem Unfall entstanden ist und chirurgisch nicht behandelt wurde. In solchen Fällen ist nahezu immer mit auffälligen und unregelmäßig verlaufenden Narben zu rechnen.

WELCHE ARTEN VON NARBEN GIBT ES?

In der Medizin unterscheidet man grob zwischen fünf Narbentypen:
- die Haarliniennarbe
- die verdickte und verkürzte Narbe
- die eingesunkene Narbe
- die flächenhafte Narbe
- das Narbenkeloid.

Die **Haarliniennarbe** ist die „Idealnarbe", die kaum auffällt und daher auch nicht behandelt werden muß.

Die **verdickte und verkürzte Narbe** entsteht meistens dann, wenn die Haut nicht entlang der oder parallel zu den sogenannten Hautspannungslinien – den unsichtbaren Dehnungszonen, die auf der gesamten Hautoberfläche verlaufen – aufgeschnitten wurde. Das passiert, wenn der Arzt die Schnittechnik nicht ausreichend beherrscht oder wenn eine Wunde diese Linien beispielswesie kreuzt. Diese Narbenart ist starr und schränkt die umgebende Haut in ihrer Elastizität stark ein.

Zu einer **eingesunkenen Narbe** kommt es, wenn es zu Verwachsungen kommt, wenn Unterhautfettgewebe verlorengegangen ist (infolge von

Auch der Patient selbst kann durch das richtige Verhalten nach einer Operation dazu beitragen, daß lediglich eine kleine und unauffällige Narbe zurückbleibt.

Entzündungen oder Verletzungen) oder wenn die Lederhaut auseinandergegangen ist. Solche Narben hinterlassen zum Beispiel Akne und Schwangerschaftsstreifen.

Flächenhafte Narben sind nicht elastisch und bedecken größere Hautbereiche. Meistens hinterlassen Verbrennungen solche Narben. Befinden sich die Narben im Gesicht, können sie den Betroffenen bis zur Unkenntlichkeit entstellen, weil durch unregelmäßig geschrumpftes Gewebe einzelne Gesichtsteile wie Nase und Mund stark verzerrt wurden.

Keloide schließlich sind wulstige Narben. Sie haben nichts mit schlechter Schnitt- oder Nahttechnik oder auch mit Wundheilungsstörungen nach der Operation zu tun, sondern sind meistens die Folge einer angeborenen Neigung zu auffälliger Narbenbildung.

WIE WERDEN DIE NARBEN KORRIGIERT?

Jede Narbe kann korrigiert werden, auch solche, die bereits viele Jahre zurückliegen. Ganz unsichtbar kann man sie nicht machen, auch der beste plastische Chirurg kann nicht am Körper eines Patienten arbeiten, ohne Narben zu hinterlassen, doch Narben können so gut behandelt werden, daß sie in manchen Fällen nur bei genauem Hinsehen auffallen.

Lange Zeit war die einzige Möglichkeit, häßliche Narben zu verbessern, die Operation, während der die Haut erneut aufgeschnitten und anders oder schöner vernäht wurde. Heute gibt es eine ganze Reihe von Behandlungsmöglichkeiten. Welche Methode gewählt wird, hängt von der Art und Größe der Narbe und natürlich vom Arzt selbst ab.

DIE OPERATION

Operativ korrigiert werden heute noch die großen Narben, etwa solche, die Verbrennungen hinterlassen. Es gibt verschiedene Operationsmethoden. Welche angewandt wird, hängt von der Narbenart und -größe ab.

Narben kann man heute sehr gut korrigieren, doch ganz beseitigen lassen sie sich nicht.

Verkürzte und verdickte Narben können ausgeschnitten und wieder neu vernäht werden, allerdings nun mit einer Nahttechnik, die eine viel dünnere Narbe hinterläßt. Die neue Narbe kann gerade, wellenförmig oder zickzackartig sein.

Um eine Narbe, die entgegen der Hautspannlinien verläuft, zu verlängern und zu entspannen, arbeitet der Chirurg mir sogenannten Z-Plastiken. Dabei werden an der alten Narbe zusätzliche Hautschnitte gelegt und feine Hautverschiebungen vorgenommen. Die neue Narbe hat die Form eines Z.

Eingesunkene Narben können mit Knorpelgewebe oder einem Haut-Fett-Implantat aufgefüllt werden. Möglich ist auch, Unterhautfettgewebe aus der unmittelbaren Umgebung der Narbe unter diese zu verlagern oder Eigenfett einzuspritzen.

Bei großen, flächigen Narben wird die vernarbte Haut durch gesunde Haut von einem anderen Körperteil ersetzt. Der Nachteil dieser Methode ist, daß sich die transplantierte Haut in ihrer Farbe und Struktur leider immer etwas von der Haut an der neuen Stelle unterscheidet. Außerdem hinterläßt diese Operation eine weitere Narbe, nämlich an der Stelle, an der Haut entnommen wurde.

DIE EXPANDERMETHODE

Diese Methode führt zu sehr guten Ergebnissen bei der Korrektur flächenhafter Narben. Genutzt wird hierbei die Fähigkeit der Haut, sich zu dehnen.

Am Rande der Narbe wird die gesunde Haut aufgeschnitten und durch die Öffnung unter die benachbarte gesunde Haut ein Silikonballon geschoben. Durch ein Ventil wird der Ballon mit Kochsalzlösung allmählich aufgefüllt. Dieser Vorgang zieht sich über mehrere Wochen hin, so daß die Haut genug Zeit hat, sich zu dehnen. Schmerzhaft ist diese Dehnung nicht, die Methode kann allerdings für manche Patienten aus ästhetischen Gründen unangenehm sein. Wenn auf diese Weise an gesunder Haut gewonnen wurde, entfernt der Arzt den Expander

Die Hautgewinnung mit dem Expander ist zwar für die Dauer der Behandlung für den Patienten nicht angenehm, doch können auf diese Weise häßliche Narben sehr gut korrigiert werden.

und auch die vernarbte Haut und zieht die neue Haut über die Wunde.

Ob der Eingriff unter Vollnarkose oder lokaler Betäubung erfolgt, hängt von der Größe der Narbe ab. Um sehr große vernarbte Flächen zu behandeln, sind mehrere Behandlungssitzungen notwendig.

Ideal ist die Expandermethode bei haarlosen Narben im Kopfbereich, weil die behaarte Kopfhaut gedehnt werden kann. Das bedeutet, daß nicht nur die Narbe unauffälliger, sondern gleichzeitig auch ein lückenloser Haarwuchs wiederhergestellt wird.

BEHANDLUNG MIT DEM LASER

Der Laser – zweifellos die Methode der Zukunft – kann heute bereits eine ganze Reihe von Operationen häßlicher Narben ersetzen. Mit dem schnell gepulsten CO_2-Laser lassen sich Aknenarben mildern. Gerötete Narben können gut mit Farbstofflasern behandelt werden.

COLLAGEN, EIGENFETT UND ARTECOLL

Die Unterspritzung mit Collagen ist nur für die Menschen geeignet, die nicht allergisch auf dieses Eiweiß reagieren, denn Collagen wird aus Rinderhaut gewonnen und ist eine Eiweißsubstanz. Auch Personen, die an einer Autoimmunkrankheit leiden (beispielsweise chronischem Rheuma), dürfen mit Collagen nicht behandelt werden. Collagen eignet sich bei der Korrektur eingesunkener Narben vor allem im Gesicht, etwa bei Narben, die Akne hinterlassen hat. Das Ergebnis der Unterspritzung hält allerdings nicht sehr lange an, weil das Collagen vom Körper abgebaut wird. Auch mit Eigenfett ist kein dauerhaftes Ergebnis zu erreichen. Viel größere Erfolge erzielt man heute mit dem Mikroimplantat Artecoll (siehe dazu auch S. 56f.).

Alle hier erwähnten nicht-chirurgischen Methoden zur Narbenkorrektur werden ausführlicher im sechsten Kapitel dieses Buches vorgestellt.

DER SKIN ABRADER

Der Skin Abrader wird seit Anfang der 90er Jahre eingesetzt. Dabei handelt es sich um eine Art Haut-

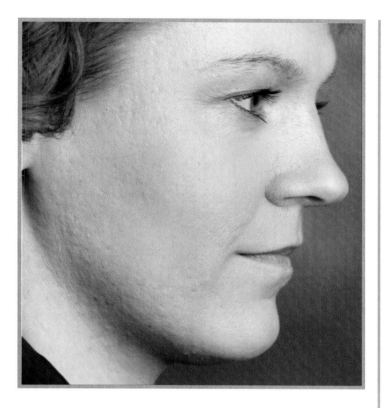

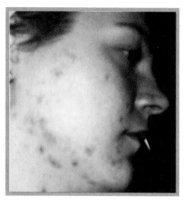

Diese junge Frau litt vom 12. bis zum 23. Lebensjahr unter Pusteln im Gesicht, die Narben hinterlassen hatten (Abb. unten). Eine Hautabschleifung und zwei Kräuterpeelings verbesserten das Hautbild stark (Abb. links). Die verbliebenen kleinen Dellen verschwanden ebenfalls im Laufe der Zeit.

abschleifung: Mit sehr hohem Druck gelangen feine Kristalle auf die Narbe und werden wie ein Radiergummi auf ihr hin- und hergeschleift. Auf diese Weise wird die oberste Hautschicht abgeschliffen und die Bildung von neuer Haut angeregt. Um ein gutes Ergebnis zu erzielen, sind mehrere Sitzungen innerhalb einiger Tage notwendig.

ABSCHLEIFUNG UND PEELING

Die Hautabschleifung, auch Dermabrasion genannt, und das Hautpeeling werden ebenfalls zur Behandlung von Unfall- und Aknenarben angewandt. Mit diesen Methoden können auch Pigmentflecken entfernt werden. Kleinere Narben oder vernarbte Hautflächen werden bei örtlicher Betäubung behandelt, bei größeren Eingriffen wird in der Regel die Vollnarkose vorgezogen.

TÄTOWIERUNGEN –
NICHT FÜRS GANZE LEBEN

Es gab schon immer Gesellschaftsschichten, bei denen das Tätowieren der Haut aufs äußerste verpönt war, und solche, die sich nichts Schöneres vorstellen konnten, als mit einzelnen Symbolen oder gar ganzen Bildern ihren Körper zu schmücken. Zu den letztgenannten zählten zum Beispiel die Seeleute. Bei einigen Kulturen sagen auch heute Tätowierungen bestimmte Dinge über den sozialen Status aus und gehören selbstverständlich zum Alltag. In unseren Kreisen herrschen zwar immer noch kontroverse Meinungen über tätowierte Menschen, doch die Tattoos erfreuen sich immer größerer Beliebtheit. In den Großstädten finden sich mittlerweile zahlreiche Tattoo-Läden, in denen gute und weniger gute Tätowierer die Haut ihrer Kunden „bebildern". Probleme bereiteten die Tätowierungen, wenn sie ei-

Die Tätowierung (Abb. oben) konnte mit Hilfe des Lasers nahezu vollständig entfernt werden (Abb. rechts).

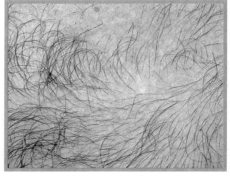

nem eines Tages nicht mehr gefielen, denn ihr Entfernen war oft mit größeren chirurgischen Eingriffen verbunden. Heute stehen mehrere Verfahren zur Verfügung. Welches angewandt wird, hängt stark von der Größe der Tätowierung, ihrem Platz am Körper, natürlich auch von dem Arzt selbst und schließlich davon ab, ob eine Tätowierung professionell oder

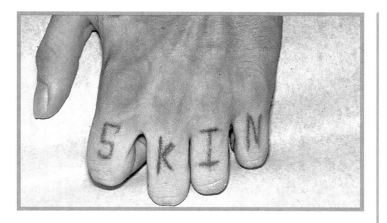

*Auch von dieser Tätowierung
auf den Fingern (Abb. links)
war nach der Laserbehand-
lung nichts mehr zu sehen
(Abb. unten).*

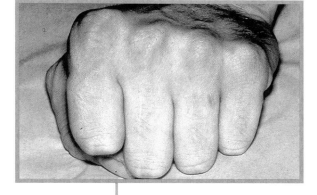

laienhaft gemacht wurde. Von Laien gemachte Tätowierungen werden per Hand mit der Nadel in die Haut eingestochen, was zur Folge hat, daß das Pigment nicht gleichmäßig tief in die Haut gelangt, wie das bei der Arbeit mit einer Tätowiermaschine der Fall ist. Das wiederum bedeutet, daß eine gleichmäßige Hautbehandlung bei der Entfernung der Tätowierungen nicht möglich ist. Noch bis vor wenigen Jahren waren die Hautabschleifung und die operative Entfernung – vor allem mit Hilfe der Hauttransplantation und der Expandertechnik – die einzigen Möglichkeiten, um Tätowierungen zu entfernen. Inzwischen hat sich aber auch die Lasertherapie bewährt, und sie macht viele operative Eingriffe bei Tattoo-Entfernungen überflüssig.

Ältere Lasermodelle lassen sich nicht optimal programmieren. Daher kann es zu unerwünschten Verbrennungen der Haut kommen. Bei den extrem schnell arbeitenden modernen Lasergeräten sind solche Schädigungen ausgeschlossen. Je nach Größe der zu behandelnden Hautstelle ist eine örtliche Betäubung oder diese in Kombination mit Dämmerschlaf notwendig. Die Sitzungen erfolgen ambulant.

BEHANDLUNG VON HAUTVERÄNDERUNGEN

Unsere Haut verändert sich während des gesamten Lebens. Verantwortlich dafür sind das UV-Licht, hormonelle Veränderungen, zum Beispiel während der Schwangerschaft, fortschreitendes Alter, natürlich auch verschiedene Erkrankungen und schließlich erbliche und nichterbliche Fehlbildungen. Das Ausmaß der Hautveränderung kann von einzelnen kleinen Pigmentmalen bis gewaltig großen Flecken reichen, die etwa den gesamten Rücken bedecken können.

Manche Veränderungen wie zum Beispiel der überwiegende Teil der Blutschwämme im Säuglingsalter, also die blauroten Flecken, die oft im Gesicht auftreten, bilden sich nach einer gewissen Zeit von selbst zurück. Andere, etwa die Alterspigmentflecken, vermehren und vergrößern sich stetig, wenn sie einmal da sind, und verschwinden nicht von alleine.

Bevor ästhetisch störende Veränderungen auf der Haut behandelt beziehungsweise entfernt werden, muß der Arzt immer feststellen, ob es sich nicht um krankheitsbedingte Erscheinungen handelt. Auch wenn bestimmte Hautveränderungen (zum Beispiel

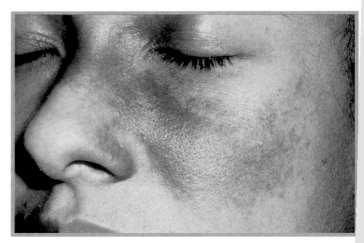

Ein großes Feuermal entstellte das Gesicht dieser Patientin (Abb. rechts). Mit dem Laser konnte die Hautveränderung fast gänzlich beseitigt werden (Abb. S. 109).

Leberflecken) von einem Arzt als gutartig bezeichnet wurden, müssen sie vom Betroffenen regelmäßig beobachtet werden. Jede auffällige Veränderung der Farbe und Größe muß erneut ärztlich untersucht werden.

Es gibt verschiedene Behandlungsmöglichkeiten, die sich nach Art und Ausmaß der Hautveränderung richten. Wenn der Hautarzt mit seinen Mitteln der Behandlung keine Besserung des Hautbildes erreichen kann, bringt oft der operative Eingriff, bei dem oft auch Haut transplantiert wird, Hilfe. Auch die Verödung und die Hautabschleifung können angewandt werden. Bei den meisten dieser Behandlungsmethoden müssen die Patienten damit rechnen, daß Narben zurückbleiben.

Immer breiteren Raum in der Behandlung gutartiger Hautveränderungen nimmt seit einigen Jahren auch der Laser ein. Nicht nur Altersflecken und Hautwarzen, sondern auch Feuermale, die im Gesicht sehr entstellend wirken, werden erfolgreich mit dem Laser entfernt. Die behandelten Hautstellen sind zunächst noch auffällig rosarot. Nach wenigen Wochen zieht sich die Verfärbung zurück, und die behandelte Haut nimmt die gleiche Farbe wie die nichtbehandelte an. Narben entstehen bei den modernen Geräten nicht.

Mit dem Laser kann man heute auch Besenreiser und die Couperose, also die recht auffällige Rotfärbung der Haut (meistens im Bereich der Wangen), behandeln.

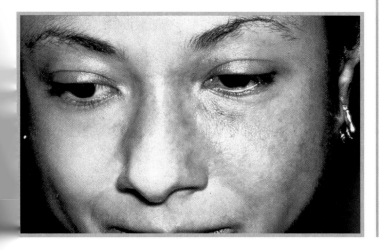

109

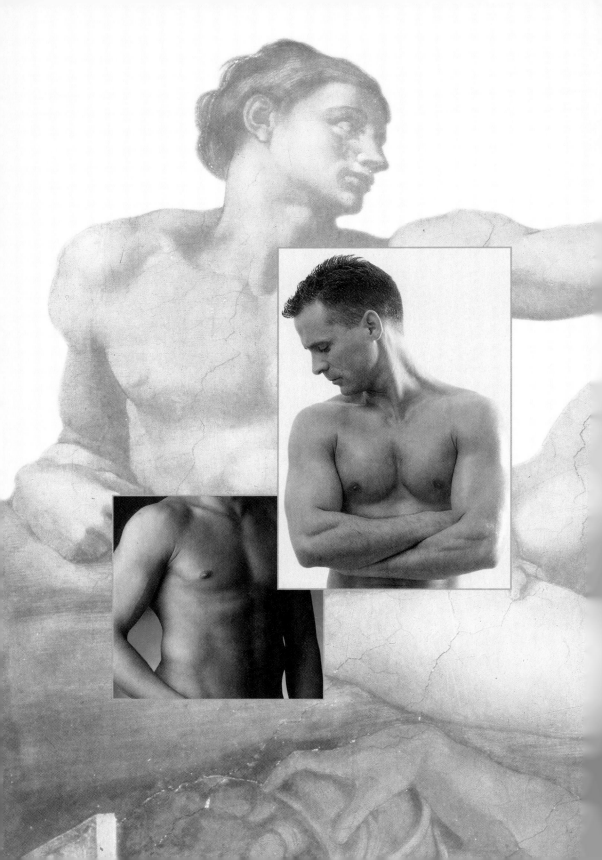

Der Mann –
denn Schönheit ist keine
Domäne der Frauen

„Ein Mann, der behauptet, es läge ihm nichts daran, gut auszusehen, lügt genauso wie die Frau, die
vorgibt, ein schöner Körper wäre ihr bei einem
Mann unwichtig."

Anna Radovani

AUCH MÄNNER WOLLEN SCHÖN AUSSEHEN – GESICHTSKORREKTUREN BEIM MANN

Lange Zeit unterzogen sich ausschließlich Frauen den ästhetisch-plastischen Operationen. Männer ließen sich ihr Äußeres, wenn überhaupt, nur dann verschönern, wenn sie durch eine Krankheit oder einen Unfall entstellt waren. Eine Ausnahme stellten lediglich Schauspieler und Sänger dar, für die ein jugendliches und makellos männliches Aussehen beruflich wichtig ist.

Vor allem in den letzten zwei Jahrzehnten stieg jedoch der Anteil männlicher Patienten bei den plastischen Chirurgen stetig an und hat in Deutschland mittlerweile einen Anteil von etwa 30 Prozent aller Eingriffe erreicht. Beim Facelifting sind es ungefähr 10 Prozent.

Zu den häufigsten plastischen chirurgischen Eingriffen am Gesicht zählen bei Männern:
- Korrektur der Nase
- Beseitigung der Tränensäcke
- Beseitigung des Doppelkinns und des schlaffen Halses.

GRÜNDE FÜR DIE SCHÖNHEITSOPERATION

Während Frauen in erster Linie sich selbst und den Partnern gefallen wollen und deshalb ihre „Makel" korrigieren lassen, entschließt sich die Überwiegende Zahl der Männer für eine ästhetisch-plastische Operation aus beruflichen Gründen.

Eine starke Faltenbildung der Gesichtshaut oder ausgeprägte Hängelider werden oft mit Müdigkeit und mangelnder Energie gleichgesetzt. Die betroffenen Männer fürchten, ihre Kollegen und Vorgesetzten trauen ihnen nicht mehr zu, im Wettbewerb neben jüngeren Mitarbeitern zu bestehen. Manchma sind es allerdings auch die jüngeren Lebenspartnerinnen, für die die Männer ihr Gesicht verjüngerr oder verschönern lassen.

Männer lassen sich verschönern, um im Beruf erfolgreich zu bleiben (oder zu werden) oder um ihren Lebenspartnerinnen zu gefallen.

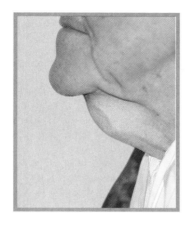
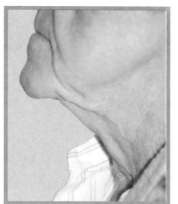

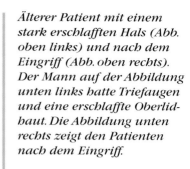

Älterer Patient mit einem stark erschlafften Hals (Abb. oben links) und nach dem Eingriff (Abb. oben rechts). Der Mann auf der Abbildung unten links hatte Triefaugen und eine erschlaffte Oberlidhaut. Die Abbildung unten rechts zeigt den Patienten nach dem Eingriff.

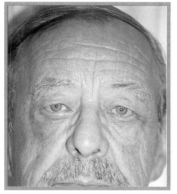
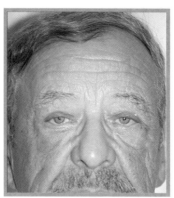

GIBT ES UNTERSCHIEDE ZU OPERATIONEN BEI FRAUEN?

Das Geschlecht spielt beim Ablauf plastischer Operationen keine Rolle. Für Frauen wie Männer gelten die gleichen Empfehlungen für die Zeit vor und nach einem Eingriff, und auch die Risiken sind die gleichen. Den einzigen Unterschied erzwingt die Bartbehaarung, und zwar beim Facelifting.

Bei Frauen verlaufen die Schnitte bei einer Gesichtsstraffung im und hinter dem Ohr, und die kleinen Narben sind später, auch weil sie von den Haaren verdeckt werden können, nicht zu sehen. Bei Männern ist diese Schnittführung wegen des Bartwuchses nicht empfehlenswert. Der Chirurg muß den Schnitt vor dem Ohr legen. Für ein ideales Ergebnis ist daher eine erstklassige Nahttechnik erforderlich.

KORREKTUR
DER MÄNNLICHEN BRUST

Wenn sich beim Mann eine kleine bis große Brust gebildet hat, kann das mehrere Gründe haben. Es kann zunächst die Folge einer Hormonstörung sein, die bewirkt, daß in der Pubertät die Brustdrüsenanlage nicht verkümmert.

Mit steigendem Alter kommt es bei beiden Geschlechtern zu einer leichten Verschiebung der Geschlechtshormone: Bei Frauen steigen die männlichen, bei Männern die weiblichen Hormone. Das führt bei einigen älteren Männern zur (auffälligen) Vergrößerung der Brust.

Auch Hormonpräparate, die eingenommen wurden, um die Muskeln zu stärken, können oft zu einer Vergrößerung der männlichen Brust führen. Ein Absetzen dieser Präparate kann die Erscheinung leider nicht immer rückgängig machen.

Schließlich kann eine vergrößerte Brust beim Mann auch die Folge einer Fettansammlung sein.

AUSWIRKUNGEN AUF DIE PSYCHE
Unabhängig davon, was der Grund für „weibliche" Brustformen beim Mann ist – diese Erscheinung bedeutet für den Betroffenen eine enorme psychische Belastung. Die Folge ist, daß diese Männer aus Angst, ausgelacht zu werden, den Kontakt zu Frauen meiden und allen Situationen aus dem Weg gehen, in denen sie ihren Oberkörper entblößt zeigen müßten (beispielsweise beim Schwimmen, in der Sauna, beim Sonnenbaden).

WIE WIRD DIE BRUST VERKLEINERT?
In der Regel kann der Arzt vor dem Eingriff durch Abtasten der Brust feststellen, ob es sich um eine Fettansammlung oder um zuviel Brustdrüsengewebe handelt. Ist Fettgewebe die Ursache der vergrößerten Brust, kann es recht einfach abgesaugt werden.

Eine Verkleinerung der männlichen Brust kostet zwischen 5000 und 6000 DM, zuzüglich Narkose und Klinikaufenthalt, wenn der Eingriff nicht ambulant durchgeführt wurde. Die Krankenkassen übernehmen die Kosten nur, wenn es sich um eine stark vergrößerte Brustdrüse handelt.

Das überschüssige Drüsengewebe muß operativ entfernt werden. Das geschieht in der Regel unter Vollnarkose, kann aber auch unter örtlicher Betäubung kombiniert mit Dämmerschlaf erfolgen. Ein Klinikaufenthalt von mehreren Tagen ist nur bei größeren Eingriffen erforderlich, im Normalfall kann der Patient nach der Operation nach Hause gehen.

Die Haut wird am unteren Rand des Warzenhofs aufgeschnitten. Durch diese Öffnung entfernt der Arzt das überschüssige Gewebe. Die Narben, die der Schnitt hinterläßt fallen später kaum auf. Nach dem Vernähen der Wunde wird die Brust fest verbunden, um die Verwachsung der Wunde zu fördern.

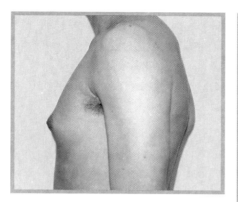

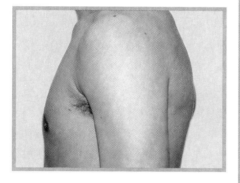

Dieser Patient litt stark unter seinen weiblichen Brustformen (Abb. oben). Die untere Abbildung zeigt den Zustand nach erfolgreicher Operation.

WAS IST FÜR DIE ZEIT NACH DEM EINGRIFF WICHTIG?

Die Fäden können nach etwa zwei Wochen gezogen werden. Die ersten drei Wochen sollte man auf Sport und anstrengende körperliche Tätigkeiten verzichten. Wenn keine Komplikationen auftreten, sind die kleinen Narben unterhalb der Brustwarze nach einem halben Jahr kaum mehr zu sehen. Bis dahin sollte dieser Teil des Körpers keiner direkten Sonneneinstrahlung ausgesetzt werden, weil es sonst zu Rotfärbungen und Wucherungen der Narben kommen könnte.

115

WEGE AUS DEM GLATZENPROBLEM –
HAARTRANSPLANTATIONEN

**Es gibt zahlreiche Gründe
für den Haarverlust:**

- Empfindlichkeit der Haar-
  wurzeln auf die männli-
  chen Geschlechtshormone
- Vererbung
- Verbrennungen
- Vergiftungen
- bestimmte Krankheiten
- Behandlung mit
  Zytostatika bei Krebs

Männer sind viel häufiger und früher von Haarausfall betroffen als Frauen – das hat hormonelle Gründe. Daß sich bei vielen Männern bereits in sehr jungen Jahren Ansätze zur Glatzenbildung zeigen, ist genetisch bedingt.

Für die meisten Betroffenen ist der Leidensdruck wegen ihrer fehlenden Haare sehr groß. Sie fühlen sich unattraktiv, beim anderen Geschlecht sexuell weniger anziehend, sind der Meinung, älter auszusehen, als sie eigentlich sind.

Fehlende Haare sind aber nicht nur ein ästhetisches Problem. Es ist beispielsweise erwiesen, daß Männer mit Glatze häufiger an Hautkrebs am Kopf erkranken, weil keine Haare da sind, die die Haut vor UV-Strahlung schützen.

WELCHE HILFEN GIBT ES?

Verschiedene Haarwässer und Pillen, die es auf dem Markt gibt, versprechen Wunder, können ihr Versprechen jedoch in der Regel nicht einlösen. Toupets wirken nicht immer echt und wachsen nicht mit.

Bei der Haartransplantation wird heute vorwiegend mit Eigenhaar gearbeitet. Fremd- oder Kunsthaar verwendet man nur noch selten – das hat sich nicht bewährt, weil der Organismus die Fremdkörper sehr oft abstößt. Es kann zu Allergien, Entzündungen und Narbenbildung kommen. Die besten Erfolgsaussichten hat bis heute die Transplantation körpereigener Haare. Drei Techniken stehen zur Verfügung:

- die freie Haartransplantation
- die Behandlung mit gestielten Hautlappen
- die Behandlung mit Expander.

Bei der **freien Haartransplantation** werden – ambulant und unter örtlicher Betäubung – vom Hinterkopf winzig kleine Hautstückchen, auf denen nur wenige Haare hängen, entnommen, an der unbehaarten Kopfhautstelle in zuvor angelegte kleine Löcher gelegt und mit einem Fibrinkleber gefestigt. Um sichtbare haarlose Zwischenräume zu beseitigen, arbeitet man auch mit der Lupenbrille. Das ermöglicht die Entnahme von Hautstückchen, auf denen sich lediglich zwei oder drei Haare befinden.

Während einer Operation können mehrere hundert solcher Haarinseln entnommen und implantiert werden. Um eine natürliche Haardichte zu erreichen, sind meistens mehrere Eingriffe erforderlich. Wie viele, das hängt auch von der Größe der haarlosen Stelle ab.

Nach dem Eingriff wird für drei bis vier Tage um den Kopf ein Verband gelegt. Die implantierten Haare fallen etwa zwei bis drei Wochen nach der Transplantation aus und fangen dann wieder an zu wachsen. War der Eingriff nicht erfolgreich, fallen die Transplantate ab, und es bleiben Narben.

Wird mit **gestielten Kopfhautlappen** gearbeitet, sind Vollnarkose und ein mehrtägiger Klinikaufenthalt erforderlich. Und auch hier reicht oft ein Eingriff nicht aus.

Man hebt ein streifenförmiges Stück Haut vom behaarten Teil des Kopfes ab, und zwar an drei Seiten, eine schmale Seite bleibt mit der restlichen Haut und allen Blutgefäßen verbunden. Diesen gestielten Lappen dreht und verschiebt man so, daß er auf den unbehaarten Kopfteil gelegt und dort vernäht werden kann. Auch die Stelle, von der der Hautstreifen entnommen wurde, vernäht man. Nicht zu vermeiden sind bei diesem Verfahren die Narben, die um so stärker auffallen, wenn im Laufe der Jahre die Dichte des Haarwuchses nachläßt.

Die **Expandermethode** arbeitet mit der schrittweisen Dehnung der behaarten Kopfhaut, während die kahlen Stellen operativ entfernt werden. Die Dehnung zieht sich über mehrere Monate hin. Bei der Behandlung mit kleineren Expandern reicht örtliche Betäubung aus, bei größeren Eingriffen ist Vollnarkose notwendig.

WENN „ER" ZU KURZ IST –
PENISVERGRÖSSERUNG

Vielleicht kann man sagen, daß die meisten Männer ihren Penis genauso kritisch betrachten wie die Frauen ihren Busen. Sehr oft sind sie mit seiner Größe oder seinem Umfang nicht zufrieden. Und an der Größe und Dicke dieses Organs messen sie auch ihre „Manneskraft", ihren Erfolg bei dem anderen Geschlecht.

Erschreckend viele Männer wissen nicht, daß ein erfülltes Sexualleben keineswegs von diesen Äußerlichkeiten abhängt. Für die körperliche Liebe gibt es keinen zu großen, zu kleinen oder zu dünnen Penis. Wirkliche Fehlbildungen, wenn etwa der Penis beim Neugeborenen nur ein paar Millimeter lang ist, sind ausgesprochen selten.

Obwohl es also nur in Ausnahmefällen medizinisch notwendig ist, den Penis zu vergrößern, entwickelten Mediziner im Laufe der Jahrhunderte verschiedene, meist weniger taugliche Methoden, um den unzufriedenen Männern zu helfen. Die heute angewandten Verfahren werden von einer ganzen Reihe von Ärzten mit Skepsis betrachtet, denn ein solcher Eingriff kann manchmal mehr Schaden anrichten als helfen.

Früher versuchte man dem männlichen Glied durch verschiedene Spannapparate die gewünschte Länge zu geben, dann führte man in den Penis aufblasbare Implantate ein. Das Verfahren, das die Ärzte heute anwenden, wurde Ende der 60er Jahre in den USA entwickelt.

WIE VERLÄNGERT MAN DEN PENIS?

Verlängerung ist eigentlich nicht die richtige Bezeichnung, es handelt sich vielmehr um ein Nach-vorne-Rücken. Dabei wird die Sehne, die das Glied mit dem Becken verbindet, durchtrennt. Am Penisschaft wird ein Y-förmiger Schnitt gezogen, und der Penis kann im günstigsten Fall bis zu fünf Zentimeter nach vorne gerückt werden – vor der Operation läßt sich nicht vorhersagen, wieviel an Länge gewonnen werden kann.

Der Eingriff geschieht unter Vollnarkose und dauert 45 Minuten bis eine Stunde.

WAS PASSIERT NACH DEM EINGRIFF?

Nach etwa einer Woche werden die Fäden gezogen. Bis dahin hat sich in der Regel auch die Schwellung zurückgebildet. Unter Umständen kann es mehrere Monate dauern, bis keinerlei Schmerzen oder Beschwerden vorhanden sind. In seltenen Fällen kann es zu Schädigungen der Nerven kommen, die eine Erektion erschweren oder gar unmöglich machen können, und zu ernstzunehmenden Infektionen. Der Arzt kann außerdem nicht garantieren, daß sich der Penis nach einiger Zeit nicht wieder in den Körper zurückzieht und die ursprüngliche Länge annimmt. Viele Patienten sind weiterhin unzufrieden, weil sie mehr erwartet haben, als diese Operation leisten kann. Diese Korrekturen sind bei plastischen Chirurgen noch umstritten und sollten nur bei spezialisierten und erfahrenen Chirurgen oder Urologen ausgeführt werden.

Um den Penis zu „verlängern" wird am Penisschaft ein Schnitt gezogen, so daß das Glied nach vorne gerückt werden kann.

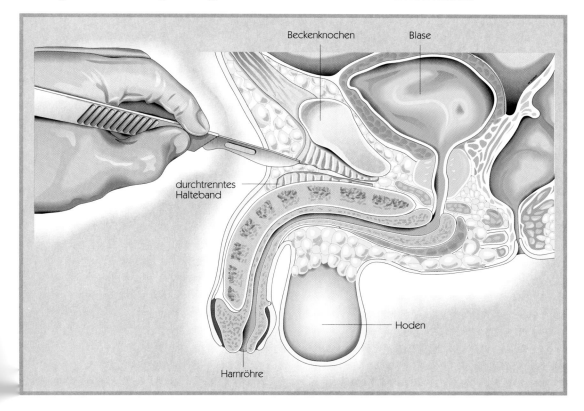

Beckenknochen

Blase

durchtrenntes Halteband

Hoden

Harnröhre

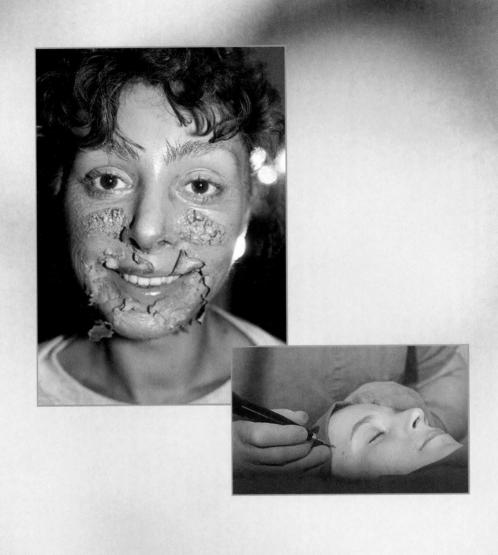

Verschönern auch ohne Skalpell

„Ich halte die Vergangenheit in Ehren,
aber ich denke unablässig an die Zukunft."

Georges Bernanos

OPERATIONEN OHNE BLUT UND MESSER – BEHANDLUNG MIT DEM LASER

Obwohl die operativen Techniken der ästhetischen Chirurgie in den letzten Jahrzehnten gewaltige Fortschritte gemacht haben, so daß sowohl die Eingriffe mit geringeren Risiken verbunden sind, als auch die Operationsergebnisse, etwa aufgrund besserer Nahttechniken, weniger Narben zurücklassen, können bis heute mit dem Skalpell einige Eingriffe ästhetisch nicht befriedigend gemacht werden.

Beispielsweise lassen sich senkrechte Falten und Fältchen um die Lippen herum nicht optimal beseitigen. Außerdem können Narben bei den Operationen nie ganz vermieden werden.

Seit den 80er Jahren verwendet man den Laser auch in der ästhetischen Chirurgie. Was anfangs nur zur Beseitigung von Mutter- und Feuermalen, Tätowierungen und Warzen eingesetzt wurde, findet bis heute in immer mehr Bereichen dieser Medizinsparte Verwendung, und das mit großem Erfolg: Die Lasertechnologie ist auf dem besten Weg, die ästhetische Chirurgie zu revolutionieren.

Eine direkte Konkurrenz bedeutet der Laser für das Skalpell allerdings noch nicht. Ein völlig erschlafftes Gesicht beispielsweise kann bis heute immer noch nur durch eine Operation „verjüngt" werden. Doch ist der Laser mittlerweile in vielen Fällen eine ideale Ergänzung zur klassischen Operation. Und bei einer ganzen Reihe von Eingriffen, bei denen Hautveränderungen entfernt werden sollen, hat mittlerweile der Laser gegenüber dem Skalpell den Vorrang.

WIE FUNKTIONIERT EIN LASER?

Bei einem Laserstrahl handelt es sich um gebündeltes Licht. Die Energie, die dabei abgegeben wird, kann in Bruchteilen von Millimetern Haut abtragen –

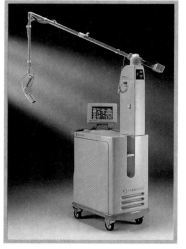

So sieht ein moderner schnellgepulster CO_2-Laser aus.

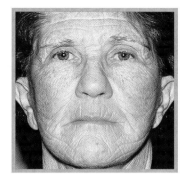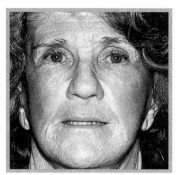

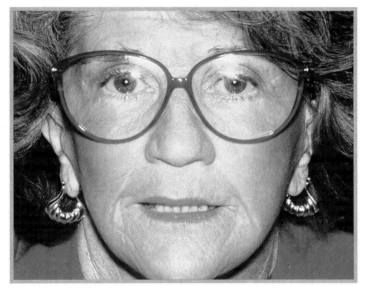

Eine 49jährige Patientin vor der Laserbehandlung (links), 30 Tage danach (rechts) und zwei Monate nach dem Laserlifting (unten).

indem sie sie verdampft – und die behandelte Haut zur Neubildung anregen. Durch die Wärmewirkung des Lasers wird gleichzeitig die Haut gestrafft.

Bei älteren Lasermodellen, die die notwendige Energie nicht so schnell abgeben konnten, kam es immer wieder vor, daß die Haut geschädigt, also verbrannt wurde und daß Narben zurückblieben. Bei den heute verwendeten schnellgepulsten CO_2-Lasern ist diese Gefahr ausgeschlossen. Blutungen treten während der Lasertherapie nicht auf, weil der Laserstrahl bereits während der Behandlung die Blutgefäße verschließt.

Der Laser eignet sich für

- ein Lifting des gesamten Gesichtes
- die Behandlung der Lippen und des Kinns
- die Behandlung der Augenpartie
- die Behandlung von Narben (etwa Aknenarben)
- die Behandlung von Hautveränderungen (zum Beispiel Altersflecken).

Eine 73 Jahre alte Patientin vor der Laserbehandlung (oben) und danach (zweites Bild von oben). Behandelt wurden Ober- und Unterlider sowie die ausgeprägten „Krähenfüße".

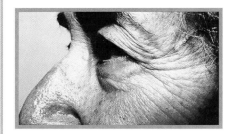

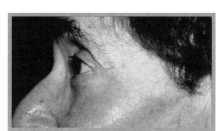

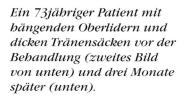

Ein 73jähriger Patient mit hängenden Oberlidern und dicken Tränensäcken vor der Behandlung (zweites Bild von unten) und drei Monate später (unten).

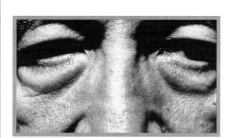

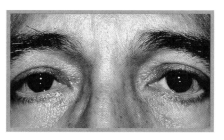

Viele plastische Chirurgen verwenden den Laser heute nicht nur für die Behandlung der Hautoberfläche, sondern auch zum Schneiden, beispielsweise bei Lidkorrekturen.

Nicht zu empfehlen ist eine Behandlung mit dem Laser für Menschen mit dunkler Hautfarbe und Menschen aus asiatischen Ländern, weil es bei ihnen zu Pigmentveränderungen kommen kann, die nicht immer zu beheben sind. Auch vorgebräunte Haut eignet sich nicht für eine Laserbehandlung. Das Ergebnis der Behandlung könnte in der Wirkung beeinträchtigt werden. Sollen Hautveränderungen behandelt und beseitigt werden, gilt für die Lasertherapie das gleiche wie auch für andere chirurgische Eingriffe: Es muß ausgeschlossen werden, daß es sich bei der Hauterscheinung um eine bösartige Veränderung handelt.

Eine Behandlung mit dem Laser dauert in der Regel zwischen 20 und 60 Minuten. Die Narkoseart hängt ab von der Größe der zu behandelnden Fläche und von der Schmerzempfindlichkeit des Patienten. Kleinere Eingriffe werden ambulant durchgeführt.

Zunächst wird der zu behandelnde Bereich der Haut gründlich gereinigt. Dann setzt der Arzt den Laserstrahl gezielt auf die Stelle, die behandelt werden soll. Der Laser ist mit einem Computer verbunden, der genau definiert, wieviel Energie wann notwendig ist. Die oberste Hautschicht verdampft, und die Lederhaut wird gestrafft.

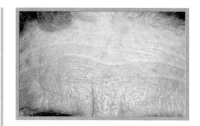

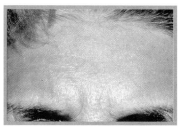

Tiefe Falten prägten die Stirn dieser 70jährigen Patientin (oben). Zwei Wochen nach der Laserbehandlung ist die Stirn nahezu faltenfrei (unten).

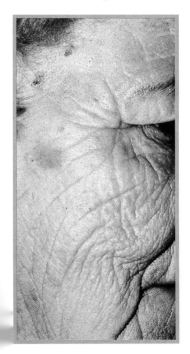

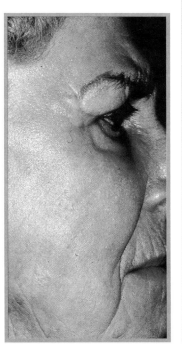

Viele senkrechte Falten und auch Altersflecken ließen das Gesicht dieser Frau viel älter erscheinen, als sie ist (Bild ganz links). Mit Hilfe des Lasers sah sie bereits nach zwei Wochen um Jahre jünger aus (Bild links).

Elisabeth S., 59 Jahre

Ich habe mein ganzes bisheriges Leben viel in der Sonne gelegen, ging auch regelmäßig ins Solarium – es war wie eine Sucht, dieser Wunsch, eine braungebrannte Haut zu haben. Ich war der Ansicht, so sehe ich gesünder, sportlicher, jünger aus. Dann kam irgendwann auch das Rauchen hinzu, viel ausgehen, wenig schlafen. Na ja, ich wollte das Leben in allen seinen Zügen genießen. Es hat mir auch großen Spaß bereitet, doch den Preis dafür muß ich heute zahlen: Meine Gesichtshaut sieht aus wie ein durchgepflügter Acker, voller winzig kleiner und auch größerer Furchen. Ich bin Ende fünfzig und sehe aus wie eine 70jährige. Zum Glück haben die vielen ausgiebigen Sonnenbäder keinen gesundheitlichen Schaden auf meiner Haut hinterlassen. Den äußeren Schaden will ich nun unbedingt beheben, denn so, wie ich bin, mag ich mich nicht mehr im Spiegel sehen. Ich habe mich über die Möglichkeiten eines Laserliftings informiert. Ich habe Fotos von anderen Frauen gesehen, die so eine Behandlung haben machen lassen. Es ist ein gewaltiger Unterschied zwischen Vorher und Nachher. Nun will ich den richtigen Arzt für eine Lasertherapie suchen und mit ihm über meine Wünsche reden.

An empfindlichen Stellen, wie beispielsweise im Bereich der Augen, kann auf den Laserstift ein spezielles Handstück aufgesetzt werden, mit dem diese Bereiche besser bearbeitet werden können.

WAS IST FÜR DIE ZEIT DANACH WICHTIG?

Nach der Behandlung ist die Haut gerötet und näßt. Um zu verhindern, daß sich Krusten und Schorf bilden, wird die Haut mit einer speziellen Folie oder Creme bedeckt und auf diese Weise feucht gehalten. In der Regel sind die behandelten Hautbereiche nach spätestens zehn Tagen verheilt. Eine leichte Rötung ist noch zwei bis vier Monate zu sehen und kann mit Schminke verdeckt werden. Normal belasten kann man die Haut, wenn auch diese letzte Rötung abgeklungen ist. Das bedeutet vor allem, daß man sich bis dahin auf keinen Fall direkter Sonneneinstrahlung aussetzen darf. Die neu gebildete Haut braucht nämlich etwas Zeit, um den Stoff Melanin aufzubauen, der sie vor den Sonnenstrahlen schützt.

WIE LANGE HÄLT DAS ERGEBNIS AN?

Werden Narben mit dem Laser behandelt oder Hauterscheinungen wie Warzen, Altersflecken und Muttermale entfernt, so ist das erzielte Ergebnis dauerhaft. Bei der Faltenbehandlung, zum Beispiel bei einem Facelifting, kann man davon ausgehen, daß der Effekt acht bis zehn Jahre anhält.

Die Haltbarkeit hängt auch stark von Ihren Lebensgewohnheiten ab. Starker Nikotinkonsum und häufiges und langes ungeschütztes Sonnenbaden wirken sich ungünstig auf die Haltbarkeit des Ergebnisses aus.

Wiederholungen des Eingriffs sind möglich und nach dem heutigen Stand der Laserforschung gesundheitlich unbedenklich.

WELCHE KOMPLIKATIONEN SIND MÖGLICH?

Eine wichtige Vorausetzung für ein ästhetisch gutes Ergebnis und für wenig Komplikationen ist, daß der Arzt im Anwenden der Lasertechnik geschult wurde und selbstverständlich auch Erfahrung mit dieser Methode gesammelt hat.

Wie jeder chirurgische Eingriff am Körper, so ist auch eine Laserbehandlung nicht ohne Risiken. Komplikationen kann auch der routinierteste Arzt nicht hundertprozentig ausschließen.

Zu den möglichen Komplikationen nach einer Laserbehandlung gehört die Infizierung der behandelten und daher sehr empfindlichen Hautbereiche. Nicht ausschließen läßt sich auch eine Herpesbildung. Das kann ein einfacher Lippenherpes sein, aber auch eine unangenehme und schmerzhafte Gürtelrose.

In seltenen Fällen kann es auch zu einer Einziehung oder Schrumpfung der Haut kommen, beispielsweise wenn Unterlider behandelt wurden. Dann muß der Fehler in einer Operation korrigiert werden. Selten, doch möglich sind auch Pigmentveränderungen auf den behandelten Hautbereichen, die sich nicht vollständig zurückbilden.

Eine Laserbehandlung ist mit Risiken verbunden, doch ist die Wahrscheinlichkeit von Komplikationen stark reduziert, wenn die Behandlung von einem mit dieser Technik gut vertrauten Arzt durchgeführt wird.

ABSCHLEIFEN –
AUCH EINE METHODE DER HAUTBEHANDLUNG

Die Hautabschleifung ist eine ältere Methode der Behandlung von Hautproblemen, die jedoch seit Einführung der Lasertechnik von dieser immer mehr abgelöst wird. Angewandt wird die Hautabschleifung heute noch

- bei Aknenarben
- bei Unfallnarben
- bei Altersflecken
- zur Glättung von Altersfalten
- zur Entfernung von nicht zu tief gestochenen Tätowierungen.

Auch die senkrechten kleinen Altersfalten auf der Oberlippe, die bei einem Facelifting nicht optimal geglättet werden können, lassen sich recht gut abschleifen. Sie werden heute jedoch meistens nur noch mit dem Laser behandelt.

WIE FUNKTIONIERT DAS ABSCHLEIFEN DER HAUT?

Bei der Dermabrasion, wie das Hautabschleifen in der Fachsprache der Mediziner heißt, wird die obere Hautschicht mit einem feinen und sehr schnell rotierenden kleinen Diamanten oder mit Stahlbürsten entfernt. Der Reiz, der dabei auf die Keimzellen ausgeübt wird, regt gleichzeitig die Haut zur Neubildung an. Die Behandlung wird je nach Größe des Eingriffs unter örtlicher Betäubung oder unter Vollnarkose durchgeführt.

WAS IST NACH DEM ABSCHLEIFEN ZU BEACHTEN?

Nach dem Abschleifen ist die behandelte Haut gerötet und näßt auch. Es bildet sich eine Kruste, die in der Regel nach etwa sechs Tagen abfällt. Zum Vorschein kommt die neue, junge Haut. Auch sie ist zunächst gerötet und sehr empfindlich. Mehrere Monate lang darf sie keiner direkten Sonneneinstrahlung ausgesetzt werden, weil sie in dieser Zeit der

Die nach dem Abschleifen sichtbare Haut ist sehr empfindlich und muß sorgfältig vor Sonne, Kälte und Schmutz geschützt werden.

Stoff Melanin, der als Lichtfilter dient, noch nicht bilden konnte. Für den normalen Alltag muß die Haut mit einer Sonnenschutzcreme abgedeckt werden. Wegen der Empfindlichkeit sollte sie in den ersten Monaten auch nicht größeren Temperaturschwankungen ausgesetzt werden.

Die Voraussetzung für ein gutes Ergebnis der Behandlung ist, daß der Arzt die Hautschicht gleichmäßig abschleift. Bleibt er zu nah an der Hautoberfläche, können die meisten Hautmakel nicht entfernt werden. Dringt er zu tief in die Haut ein, verletzt er sie, und das verursacht selbstverständlich Narben. Es ist daher sehr wichtig, daß der Arzt, der die Dermabrasion durchführt, Routine mit dieser Behandlungsmethode hat und mit viel Fingerspitzengefühl arbeitet.

ABSCHLEIFEN MIT MIKROKRISTALLEN

Seit Anfang der 90er Jahre gibt es die Vakuum-Mikroabrasion, auch Skin Abrader genannt. Man arbeitet hier mit sterilen Mikrokristallen. Sie werden mit hohem Druck auf die zu behandelnde Hautstelle geschleudert und wieder aufgesaugt. Es kommt zu einem Radiergummieffekt auf der Haut, die oberste Hautschicht wird abgeschliffen.

Um die Keimzellen mehrmals zur Neubildung der Haut anzuregen, wird eine solche Behandlung einmal oder auch mehrmals im Abstand von einigen Tagen wiederholt. Nach der Behandlung sieht die Haut wie nach einer Abschürfung aus. Innerhalb von drei bis vier Tagen hat sich dann wieder normale, glatte Haut gebildet.

Das Abschleifen mit Mikrokristallen ist bedeutend weniger schmerzhaft als die klassische Hautabschleifung, die Dermabrasion, so daß in der Regel keine oder bei ängstlichen Patienten nur eine örtliche Betäubung notwendig ist.

Gute Erfolge werden mit dieser Methode bei der Behandlung von Unfall-, Operations- und auch bei Aknenarben erzielt.

Die Mikrokristalle arbeiten auf der Haut wie ein Radiergummi.

SCHÄLKUREN FÜRS GESICHT – CHEMISCHE UND KRÄUTERPEELINGS

Medizinisches Peeling, Schälkur für das Gesicht, Lifting ohne Skalpell – das chemische Peeling hat viele Namen, gemeint ist immer eine Verätzung der Haut mit Säure. Mit dieser Methode der Hautglättung, die in Europa noch nicht so oft angeboten wird wie in den USA, lassen sich Falten, Pigmentflecken und auch Aknenarben erfolgreich behandeln, doch ist die Voraussetzung für ein gutes Ergebnis sehr viel Erfahrung seitens des Arztes.

Immer wieder gerät das chemische Peeling in die Schlagzeilen, weil unsachgemäß behandelte Patienten für längere Zeit oder gar dauerhaft entstellt oder in ihrer Gesundheit geschädigt wurden. Deshalb: Überlegen Sie sehr gut, von wem Sie ein Chemo-Peeling machen lassen!

Katrin B., 45 Jahre

Ich litt unter einer Pigmentstörung im Gesicht. Vor vier Jahren entschloß ich mich, in einer Klinik ein chemisches Peeling machen zu lassen. Einige Sitzungen im Abstand von mehreren Wochen waren notwendig, bis das endgültige Ergebnis zu sehen war. Die Zeit nach jeder Behandlung war für mich schon recht unangenehm, weil meine Haut brannte. Sie sah für einige Zeit auch entsetzlich rot und wund aus. Ich muß zugeben, ich hatte große Angst, daß etwas schiefgeht. Alle sagten mir jedoch, ich brauche mir keine Sorgen zu machen, meine Haut reagiere optimal. Nach der letzten Sitzung hat es insgesamt noch zwölf Wochen gedauert, bis die Rötung zurückgegangen ist. Das Peeling hat eine deutliche Besserung meiner Pigmentstörung gebracht, es gibt niemanden aus meinem Bekanntenkreis, dem meine „neue" Haut nicht positiv aufgefallen ist. Ich bereue meine Entscheidung keineswegs, ich ärgere mich aber über mich selbst, weil ich mich vor der Behandlung nicht gründlicher informiert habe. Hätte ich besser Bescheid gewußt, was während und nach der Behandlung mit meiner Haut passiert, was normal ist und was nicht, hätte ich weniger Angst gehabt, und diese gesamte Zeit hätte mich weniger belastet.

WIE LÄUFT EIN CHEMISCHES PEELING AB?

Auf die Haut werden chemische Lösungen aufgetragen. In welcher Konzentration, das hängt vom Hauttyp und dem zu behandelnden Hautproblem an. Verwendet werden Phenol, TCA (Trichloressigsäure), Vitamin-A-Säure und Fruchtsäure.

Man beginnt mit einer niedrigen Konzentration und steigert sie dann in Laufe der Zeit. Bei jeder Sitzung bleibt die Säure bis zu 30 Minuten auf der Haut und löst die obere Hautschicht auf. Einige Ärzte behandeln unter Betäubung, meistens örtlicher, andere arbeiten ohne. Ein stationärer Aufenthalt ist nicht notwendig.

Um den gewünschten Effekt zu erreichen, beispielsweise um Falten zufriedenstellend zu glätten, sind immer einige Sitzungen im Abstand von mehreren Wochen notwendig. So eine Behandlung kann sich auch über mehrere Jahre hinziehen. Die neueste und gleichzeitig auch aggressivste Form des chemischen Peelings ist das Blue Peeling, das schneller zum gewünschten Ergebnis führt.

Nach dem Peeling ist die Haut rot, und es bilden sich Krusten, die in der Regel innerhalb von acht Tagen abfallen. Auch die neue Hautschicht ist zunächst gerötet und sehr empfindlich. Es dauert mehrere Wochen, bis sich die Haut vollkommen regeneriert hat. Normales Schminken und Cremen ist erst nach drei Wochen erlaubt. In den ersten sechs Monaten nach dem Peeling darf man sich keiner Sonneneinstrahlung aussetzen und sollte auch im normalen Alltag Sonnenschutzmittel verwenden.

Die Krankenkassen übernehmen die Kosten für ein chemisches Peeling nicht. Je nach Art des Peelings variieren die Kosten zwischen 70 und 150 DM pro Sitzung. Für das Blue Peeling muß man 850 bis 1000 DM investieren.

WELCHE KOMPLIKATIONEN SIND MÖGLICH?

Da die behandelte Haut nach dem chemischen Peeling sehr empfindlich ist, kann es zu Infektionen kommen. Diese können Narben und Veränderungen der Haut hinterlassen. Wie tief die Säure in die Haut eindringt, läßt sich nicht einfach kontrollieren. Dringt sie zu tief ein oder wurde die Säure in einer zu hohen Konzentration aufgetragen, verbrennt die Haut, und häßliche Narben sind die Folge. Deshalb ist es wichtig, daß der Arzt, von dem man das Peeling machen läßt, ein Fachmann auf diesem Gebiet ist.

Alle Säuren können die Nieren, die Leber oder auch den Kreislauf schädigen. Während des Peelings können auch Herzrhythmusstörungen auftreten. Es ist daher wichtig, daß vor einem chemischen Peeling sichergestellt wird, daß die Nieren-, Leber und Herzfunktion in Ordnung sind. Bei der Behandlung mit Säure können manchmal die Pigmentzellen durcheinandergebracht werden. Dafür sind vor allem Menschen mit dunklerer Haut anfällig.

Weniger geeignet für ein Peeling sind Menschen mit einer Cuperose, also einer Hautrötung durch erweiterte Haargefäße. Die Rotfärbung kann sich verstärken.

Schließlich sollte man beachten, daß ein Peeling immer auch einen aufhellenden Effekt hat. Dieser Effekt ist bei der Behandlung von Altersflecken wünschenswert, sonst aber läßt er die Haut oft unnatürlich transparent wirken – vor allem, wenn man das Peeling mehrmals wiederholt.

WAS KÖNNEN KRÄUTERPEELINGS BEWIRKEN?

Ein Peeling, das auf pflanzlicher Basis erfolgt, dringt nicht so tief in die Haut ein wie das chemische Peeling und eignet sich daher auch nur für kleinere Hautkorrekturen – dafür sind aber auch die Risiken bedeutend geringer. Angeboten wird ein Kräuterpeeling, um

- Aknehaut zu klären
- großporige Haut zu behandeln
- Sommersprossen zu entfernen
- kleinere Narben und Fältchen zu behandeln.

Verwendet werden bei einem solchen Peeling nur Naturprodukte, die nach teilweise sehr alten Rezepten miteinander vermischt und zu Cremes oder Pasten verarbeitet werden. Die genaue Zusammenstellung der Kräuter hängt vom Hauttyp und vom Hautproblem ab.

Viele Kräutermischungen basieren auf alten Rezepten, und die Inhaltsstoffe werden streng gehütet.

Die Mischung wird auf die Haut aufgetragen beziehungsweise in die Haut eingerieben. Die obere Hautschicht wird angeregt, sich abzuschälen. Das geschieht innerhalb der nächsten Tage, nachdem die Kräutermischung entfernt wurde. Die neu zum Vorschein kommende Haut ist gerötet und wie auch nach einem chemischen Peeling sehr empfindlich. Sie darf zunächst nur mit speziellen Pflegemitteln behandelt werden, die ebenfalls auf rein pflanzlicher Basis zusammengestellt sind. Bis sich die Haut vollständig erneuert hat und nicht mehr empfindlich ist, vergehen einige Wochen. Bei größeren und älteren Hautschäden kann das Peeling wiederholt werden, um ein zufriedenstellendes Ergebnis zu erreichen.

WELCHE RISIKEN GIBT ES BEIM KRÄUTERPEELING?

Nach bisherigen Erfahrungen ist ein Kräuterpeeling für den Stoffwechsel nicht gefährlich. Doch obwohl hier nur Naturprodukte verwendet werden, fügt ein solches Peeling der Haut immer Wunden zu, sie soll ja geschält werden. Da sind Infektionen nie auszuschließen.

Werden die pflanzlichen Stoffe nicht sachgemäß angewandt, können auch sie zu Verbrennungen der Haut führen. Und wenn die Peelingcreme oder -paste zu tief und fest eingerieben wird, können Schürfwunden entstehen, die sich leicht entzünden.

PEELING – JA ODER NEIN?

Zusammenfassend läßt sich sagen, daß Peelings zwar durchaus gute Ergebnisse bringen können, aber ausschließlich von erfahrenen Fachleuten durchgeführt werden müssen, um die Risiken so gering wie möglich zu halten. Sie als Patient müssen vom Arzt vor so einer Behandlung ausführlich über den Ablauf und mögliche Komplikationen informiert werden. Bestehen Sie darauf, daß vor der Behandlung ein Hauttest gemacht wird, damit man sehen kann, wie Ihre Haut auf eine bestimmte Säure oder auf Kräuterpräparate reagiert.

Kräuterpeelings werden bisher nicht von plastischen Chirurgen, sondern von darin geschulten Kosmetikerinnen in speziellen Kosmetikinstituten durchgeführt. Die Krankenkassen übernehmen die anfallenden Kosten nicht.

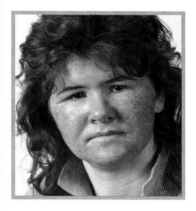

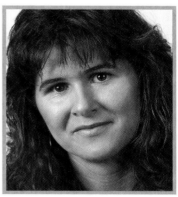

Akne und viele Sommersprossen prägten das Gesicht dieser Frau (Abb. oben). Eine zweijährige Behandlung mit Kräuterpeelings brachte eine makellos reine Haut (Abb. unten).

133

VOR- UND NACHTEILE
VON COLLAGEN UND EIGENFETT

enkrechte Zornesfalten auf der Stirn, Lachfalten um die Mundwinkeln und andere kleinere Falten im Gesicht können durch Unterspritzen geglättet beziehungsweise aufgepolstert werden. Dazu wird Collagen oder Eigenfett verwendet.

Die Methode erfreut sich immer größerer Beliebtheit, weil das Ergebnis sofort zu sehen ist und die Behandlung keine Narben hinterläßt. Beide Verfahren, das Unterspritzen mit Collagen wie auch mit Eigenfett, haben allerdings einen großen Nachteil: Das Ergebnis ist nicht von langer Dauer.

FALTENUNTERSPRITZUNG MIT COLLAGEN

Collagen ist eine Eiweißsubstanz, die vielen bereits von Kosmetikprodukten bekannt ist. Weil die Hautcremes, die Collagen enthalten, lediglich auf die Hautoberfläche aufgetragen werden, ist kein bleibender Hautstraffungseffekt möglich. Anders sieht es aus, wenn Collagen unterspritzt wird.

Bevor mit der Behandlung begonnen werden kann, muß ausgeschlossen werden, daß der Patient allergisch auf die Substanz reagiert. Dazu wird etwa vier Wochen vor dem geplanten Eingriff ein Zehntel der bei der Behandlung verwendeten Collagenmenge mit einer feinen Kanüle in die Haut gespritzt. Wenn innerhalb der nächsten vier Wochen keine allergische Erscheinung auf der Haut auftritt, kann die Behandlung beginnen.

Die Haut wird zunächst desinfiziert. Dann injiziert der Arzt das Collagen mit einer sehr feinen Kanüle an mehreren Stellen in eine Falte – sie wird gewissermaßen angehoben. Die kleinen Erhebungen, die sich auf der Haut bilden, streicht der Arzt mit den Fingern glatt. Die Kanüle darf weder zu tief in die Haut eindringen und Blutgefäße verletzen noch zu flach unter der Hautoberfläche bleiben, weil es sonst

Unbedingt abzuraten ist von einer Collagen-Unterspritzung bei einer Kosmetikerin. Die Behandlung muß von Ärzten durchgeführt werden, die Erfahrung auf diesem Gebiet haben.

zu Erhebungen auf der Haut kommen kann, die so lange bleiben, bis das Collagen vom Körper abgebaut wurde.

Zwar ist die Haut sofort nach der Behandlung „vorzeigefähig", doch sollten in den nächsten zwei bis drei Tagen keine Aktivitäten unternommen werden, die die Haut zu einer verstärkten Durchblutung anregen. Etwa drei Wochen lang sollte man sich keiner direkten Sonneneinstrahlung aussetzen.

Das Ergebnis einer Collagen-Unterspritzung hält im Durchschnitt ein halbes bis ganzes Jahr an. Dann hat der Körper das Collagen abgebaut, und der Zustand vor der Behandlung ist wieder eingetreten.

BEHANDLUNG MIT EIGENFETT

Die Faltenunterspritzung mit körpereigenem Fett kommt heute in der Regel nur dann in Frage, wenn der Patient allergisch auf Collagen reagiert. Bei der Behandlung mit körpereigenem Fett kommt es zwar zu keinen Allergien, doch handelt es sich hier um einen größeren chirurgischen Eingriff. Das Fett muß zunächst an einer Körperstelle (etwa Bauch) entnommen und in einem aufwendigen Verfahren gereinigt werden, bevor es in eine Falte injiziert wird.

Ein weiterer Unterschied zur Collagenbehandlung: Der Körper baut Eigenfett noch schneller ab als Collagen. Nach drei Monaten sind im Durchschnitt 70 Prozent des eingespritzten Fettes resorbiert. Bei Collagen sind es etwa 60 Prozent.

Bei der Fettentnahme ist immer die Gefahr gegeben, daß Blutgefäße verletzt werden, die blaue Flecken zur Folge haben können. Es kann auch zu Infektionen kommen, wenn nicht steril gearbeitet wurde.

Zwar entfallen bei der Eingenfettbehandlung die Kosten für das Collagen, dafür kommen aber wegen des größeren Aufwandes höhere Arztkosten hinzu, so daß diese Methode der Faltenbehandlung am Ende nicht kostengünstiger als die Collagen-Unterspritzung ist.

Eine Collagen-Behandlung ist nicht billig. Für die Glättung einer Falte muß man mehrere hundert DM einkalkulieren. Die Krankenkassen bezahlen einen solchen Eingriff nicht.

135

TARNUNG MAL ANDERS – MEDIZINISCHE CAMOUFLAGE

Camouflage bedeutet Tarnung, es ist die Tarnung mit einem Spezial-Make-up. Viele Hautdefekte wie Verbrennungsnarben, Hautmale, Altersflecken, erweiterte Äderchen, aber auch kleinere fehlende Hautteile können mit Hilfe der medizinischen Camouflage so gut abgedeckt werden, daß sie sogar bei genauem Hinsehen kaum auffallen. Diese Technik ist für die Menschen ideal, die sich keiner plastischen Operation unterziehen wollen oder bei denen die Erfolgsaussichten einer Operation ungünstig sind, beispielsweise wegen der Neigung zu auffälliger Narbenbildung.

Die Camouflage ist wasserfest, das heißt, man kann ohne Bedenken beim Regen naß werden, schwitzen und sogar schimmen und tauchen – diesem speziellen Make-up schadet das nichts, und die Haut kann dennoch immer normal atmen.

Es gibt keinen Hauttyp und keinen Hautton, bei dem man mit der Camouflage nicht perfekt den störenden Makel abdecken könnte. Zahlreiche Farben und Farbnuancen stehen zur Verfügung, und sie können auch miteinander kombiniert werden, bis der richtige Ton erreicht ist.

WIE WIRD DIE CAMOUFLAGE AUFGETRAGEN?

Bis man die Camouflage-Technik gut beherrscht, braucht man ein wenig Geduld und Übung. Am Anfang werden es vielleicht zwei Stunden und mehr sein, später ist man dann in der Lage, sich innerhalb weniger Minuten ideal zu schminken. Wie genau man vorgehen muß, erklärt eine gute Kosmetikerin oder Visagistin.

Zunächst müssen die Hautbereiche, die abgedeckt werden sollen, gründlich gereinigt werden. Die Haut darf nicht fettig sein. Reinigen kann man die Haut mit einer milden Reinigungsmilch und einer Reini-

Reden Sie mit Ihrer Krankenkasse wegen der Übernahme der Kosten einer medizinischen Camouflage. In manchen Fällen bezahlen die Kassen die anfallenden Kosten für die fachliche Beratung beziehungsweise Schulung und die Ausstattung.

Martina W., 23 Jahre

Als kleines Kind griff ich nach der Pfanne auf dem Herd, in der sich siedendes Öl befand. Ich riß sie so von der Herdplatte, daß das Öl über mein Gesicht lief. Ein Großteil meiner Gesichtshaut war verbrannt. Zwei Jahre danach brachten mich meine Eltern in eine Klinik, wo man die Entstellung mit Hauttransplantationen ein wenig mildern konnte. Doch Narben und zahlreiche Dellen bedeckten immer noch mein Gesicht. In der Schule wurde ich von vielen „Monster" oder „Narbengesicht" genannt. Das hat dazu geführt, daß ich am liebsten für mich alleine war. Vielleicht ist es unvernünftig und unlogisch, doch obwohl ich sehr unter meinem Aussehen leide, will ich mich nicht noch einmal einer Operation unterziehen. Manche Leute raten mir dazu und sagen, es gäbe heute viele Möglichkeiten, auch meine Narben nahezu unauffällig zu machen. Aber ich habe Angst vor einer Operation, sie kommt für mich nicht in Frage. Ich habe eine andere Lösung gefunden: medizinische Camouflage. Zunächst habe ich recht lange gebraucht, bis die Tarnung perfekt aufgetragen war. Jetzt geht es im Handumdrehen. Und ich fühle mich wie ein neuer Mensch, bin viel selbstsicherer und offener, verstecke mich nicht mehr.

gungslotion. Dann trägt man mit einem Schwämmchen eine Grundlage auf, mit der Unebenheiten auf der Haut ausgeglichen werden können. Darauf wird tupfenartig die Creme in der richtigen Hautfarbe aufgetragen und sorgfältig verwischt, so daß keine Übergänge zur intakten Haut sichtbar bleiben. Schließlich fixiert ein Puder das Make-up. Um die Camouflage wieder abzuschminken, gibt es spezielle Reinigungscremes.

NICHT NUR DAS ÄUSSERE WIRD VERÄNDERT

Eine medizinische Camouflage hilft nicht nur, das Äußere zu verbessern, sie trägt bei den meisten Betroffenen auch entscheidend zur Verbesserung ihrer psychischen Verfassung bei. Die vorher scheuen Menschen, von denen viele jahrelang unter ihrem Aussehen gelitten haben, die sich aus Angst, angestarrt oder ausgelacht zu werden, immer mehr von der Umwelt zurückgezogen haben, leben auf. Ihr neues Aussehen gibt ihnen Selbstvertrauen, Mut, wieder unter Menschen zu gehen.

INFORMATIONEN
ZU KLINIKEN UND PRAXEN

Auf den folgenden Seiten finden Sie (nach Städten alphabetisch geordnet) Adressen und Kurzbeschreibungen der Kliniken und Praxen, die ästhetische und plastische chirurgische Eingriffe durchführen. Aufgeführt haben wir ausschließlich die Mitglieder der Vereinigung der Deutschen Plastischen Chirurgen. Die jeweils aktuellste Liste der Fachärzte, die dieser Vereinigung angehören – sie verändert sich naturgemäß ständig im Laufe der Zeit –, erhalten Sie bei der:
Geschäftsstelle der Vereinigung der Deutschen Plastischen Chirurgen
Bleibtreustrasse 12a; 10623 Berlin; Tel: 0 30/8 85 10 63; Fax: 0 30/8 85 10 67

AACHEN

Domhofklinik
Private Fachklinik für Plastisch-
Ästhetische Chirurgie

Katschof 3
52062 Aaachen
Tel: 02 41/47 99 20
Fax: 02 41/3 52 62
● Die Klinik existiert seit 1993.
Leitender Arzt: Dr. Jan M. Restel
Anzahl der Ärzte: 6
Anzahl der Betten: 8
Anästhesist: intern
● Eingriffe, die durchgeführt werden:
ästhetische Gesichtschirurgie (Facelifting, Ober- und Unterlidkorrektur, Nasenkorrekturen, Eingriffe an der Nasenscheidewand, Ohrkorrekturen, Fältchenbehandlung mit Laser, Fruchtsäuren und TCN-Peeling, Lippenvergrößerung), Brustkorrekturen, Bauchdeckenkorrekturen (Straffung, Fettabsaugung mit Tumeszenzlösung), Fettabsaugung an der gesamten Körperoberfläche, Besenreiserbehandlung (Argon-Farbstofflaser und Obliteration).

● Die Klinik ist spezialisiert auf plastisch-ästhetische Eingriffe, endoskopische Operationen, Lasertherapie, Gefäß- und Venenchirurgie.

BAD HOMBURG

Klinik des Hochtaunuskreises
Bad Homburg

Kaiser-Friedrich-Promenade 61b
61348 Bad Homburg
Tel.: 0 61 72/1 40
Fax.: 0 61 72/14 23 13
● Die Klinik existiert seit 1950.
Leitender Arzt: Dr. Aref Alsoufi
Anzahl der Ärzte: 2
Anzahl der Betten: 6
Anästhesist: intern
● Eingriffe, die durchgeführt werden:
Facelifting, Lidplastik, Rhinoplastik, Laser Resurfacing, Fettabsaugung, Brustvergrößerung, Brustverkleinerung, Otoplastik, Körperkonturenbehandlung.

● Die Klinik ist spezialisiert auf Lidstraffung, Fettabsaugung, CO$_2$-Laserbehandlung.

Diakonie-Krankenhaus
Bad Kreuznach
Ringstr. 58-60
55541 Bad Kreuznach
Tel.: 06 71/6 05 21 10
Fax: 06 71/6 05 21 12
● Die Klinik existiert seit 1995.
Leitender Arzt: Dr. André Borsche
Anzahl der Ärzte: 4
Anzahl der Betten: 15
Anästhesist: intern
● Eingriffe, die durchgeführt werden:
Augenlidstraffung, Gesichtsstraffung,
Nasenkorrekturen, Otoplastik, Bruststraffung, Brustverkleinerung, Brustvergrößerung, Fettabsaugung, Brustwiederaufbau
mit Eigengewebe, Narbenkorrekturen,
Hauttransplantationen, Lappenplastiken,
Mikrochirurgie.
● Die Klinik ist spezialisiert auf Gesichts-
und Brustchirurgie.

KOSMAS-Klinik Bad Neuenahr
Felix-Rütten-Str. 11
53474 Bad Neuenahr
Tel.: 0 26 41/9 47 60
Fax: 0 26 41/7 95 39
● Die Klinik existiert seit 1975.
Leitender Arzt: Dr. Claudius Ulmann
Anzahl der Ärzte: 2
Anzahl der Betten: 7
Anästhesist: extern

● Eingriffe, die durchgeführt werden:
alle Eingriffe im Bereich der ästhetisch-
plastischen Chirurgie.
● Die Klinik ist spezialisiert auf körperformende Chirurgie (Brustchirurgie, Fettabsaugung).

Praxis Dr. J. Tribull-Potapczuk
Facharzt für Plastische Chirurgie
Pestalozzistr. 38
10627 Berlin-Charlottenburg
Tel: 0 30/3 13 35 45
Fax:0 30/3 12 14 53
● Die Praxis existiert seit 1995.
Leitender Arzt: Dr. Jaroslaw Tribull-
Potapczuk
Anzahl der Betten: variabel (Belegbetten)
Anästhesist: extern
● Eingriffe, die durchgeführt werden:
Korrektureingriffe im Gesicht (Augenlider,
Nase, Ohren, Facelifting), Brustverkleinerung, Brustvergrößerung, Bruststraffung,
Korrektur des Bauches und anderer Körperteile, Fettabsaugung, Body-shaping.

Urban Krankenhaus
Abteilung für Plastische Chirurgie
Dieffenbacher Str. 1
10967 Berlin
Tel: 0 30/69 73 60 oder 69 73 61
Fax: 0 30/6 92 79 07
● Die Klinik existiert seit 1987.
Leitender Arzt: Dr. Johannes C. Bruck
Anzahl der Ärzte: 8
Anzahl der Betten: 35
Anästhesist: intern

● Eingriffe, die durchgeführt werden: Brustwiederaufbau, Bruststraffung, Brustvergrößerung, Narbenkorrekturen, Abdominoplastiken, Fettabsaugung, Nasenkorrekturen, Microchirurgie besonders der unteren Extremitäten, Dekubitustherapie, Behandlung von Verbrennungsnarben, Handchirurgie.
● Die Klinik ist spezialisiert auf Brustchirurgie, Handchirurgie, ästhetische Chirurgie, Dekubitusbehandlung.

Dominikus-Krankenhaus
Funktionsbereich Plastische Chirurgie
und Handchirurgie
Kurhausstr. 30-34
13467 Berlin
Tel: 0 30/4 09 20
● Leitender Arzt: Dr. Alfons Grabosch
Anzahl der Ärzte: 2
Anzahl der Betten: 20
Anästhesist: intern
● Eingriffe, die durchgeführt werden: Brustchirurgie, Fettabsaugung, Abdominoplastik, Facelifting, Handchirurgie.
● Die Klinik ist spezialisiert auf ästhetische und wiederaufbauende Brustchirurgie.

Havelklinik
Gatower Str. 191
13595 Berlin
Tel: 0 30/36 20 62 46
Praxis Tel: 0 30/8 82 34 20
Fax: 0 30/8 82 45 57
● Die Klinik existiert seit 1984.
Leitender Arzt: Dr. Detlef Witzel
Anzahl der Ärzte: 3
Anästhesisten: intern und extern

● Eingriffe, die durchgeführt werden: Facelifting, Lidkorrekturen, endoskopisches Stirnlifting, Laser-Skin-resurfacing, Profilplastik, Otoplastik, Ultraschallfettsaugkürettage, Vakuum-Fettabsaugkürettage, Bauchdeckenkorrektur, Oberarmstraffung, Oberschenkelstraffung, Brustkorrekturen, Eigenhaartransplantationen, Collagen-, Hyaluron-, Artecoll-, Goretex- oder Eigenfettaufbau.

Park-Klinik Weißensee
Funktionsbereich Plastische Chirurgie
und Handchirurgie
Schönstr. 80
13086 Berlin
Tel: 0 30/96 28 35 03
Fax: 0 30/96 28 35 05
● Die Klinik existiert seit: Juli 1997.
Leitender Arzt: Priv.-Doz. Dr. Jürgen Hußmann
Anzahl der Ärzte: 4
Anzahl der Betten: 15
Anästhesist: intern
● Eingriffe, die durchgeführt werden: ästhetische und rekonstruktive Chirurgie des Gesichtes, akute Versorgung von Handverletzungen, Rekonstruktionen der Hand, Chirurgie der männlichen und weiblichen Brust, Resektion und funktionelle Rekonstruktion bei Haut- und Weichgewebstumoren, Chirurgie des Fettgewebes, Korrektur angeborener Fehlbildungen, Korrektur nach Unfällen und nach Tumorentfernung, Nervenchirurgie der Arme, Beine und des Gesichts, Mikrochirurgie (Gefäße, Nerven, Replantationen, Gewebetransfer in mikrochirurgischer Technik, Versorgung von Verbren-

nungen und Verbrühungen von bis zu
15 % der Körperoberfläche sowie Rekonstruktion nach Verbrennungen.
● Die Klinik ist spezialisiert auf ästhetische und rekonstruktive Chirurgie des Gesichtes, Brustchirurgie, akute und rekonstruktive Handchirurgie, Resektion und funktionelle Rekonstruktion von Haut- und Weichgewebstumoren, Chirurgie des Fettgewebes.

BRAUNSCHWEIG

Krankenhaus St. Vinzenz
Dr. K.-H. Eilers
Bismarckstr. 10
38102 Braunschweig
Tel: 05 31/3 80 30
Fax: 05 31/3 80 31 11
● Die Klinik existiert seit 1917.
Leitender Arzt der Inneren Hauptabteilung: Dr. Langhorst
Anzahl der Betten: 120
Anästhesisten: Belegärzte
● Eingriffe, die durchgeführt werden:
alle Eingriffe der ästhetisch-plastischen Chirurgie außer Microchirurgie.

BREMEN

Zentralkrankenhaus St.-Jürgen-Straße
Klinik für Plastische Chirurgie
und Handchirurgie
St.-Jürgen-Str.
28205 Bremen
Tel: 04 21/4 97 55 45
Fax: 04 21/4 97 33 22
● Die Klinik existiert seit 1988
Chefarzt: Dr. Voßmann
Anzahl der Ärzte: 6

Anzahl der Betten: 34
Anästhesist: intern
● Eingriffe, die durchgeführt werden:
wiederherstellende und ästhetische Chirurgie.
● Die Klinik ist spezialisiert auf Mikrochirurgische Operationsverfahren.

DINSLAKEN

Praxis Dr. Ulrike von Stolzenberg
Ärztin für Chirurgie u. Plastische Chirurgie
Friedrich-Ebert-Str. 60
46535 Dinslaken
Belegärztin am EVK Dinslaken
Tel: 0 20 64/5 51 54
Fax: 02 81/46 82 37
● Die Praxis existiert seit 1987.
Anzahl der Ärzte: 1
Anzahl der Betten: mindestens 3
Anästhesisten: extern (Fachärzte in Deutschland und England)
● Eingriffe, die durchgeführt werden:
Rubin- und CO_2-Lasertechnik, Brustvergrößerung, Brustverkleinerung, Brustwiederaufbau, Lidchirurgie (ästhetische und nach Tumoren), ästhetische und wiederherstellende Nasenchirurgie, ästhetische und wiederherstellende Ohrplastiken, Abdominalplastiken, Fettabsaugung.
● Die Klinik ist spezialisiert auf Brustchirurgie, Nasenchirurgie und Behandlung mit Lasertechnik.

DÜSSELDORF

Klinik für Plastische Chirurgie
Diakoniekrankenhaus Kaiserswerth
Kreuzbergstr. 79
40489 Düsseldorf

Tel: 02 11/4 09 25 22
Fax: 02 11/4 09 26 22
● Die Klinik existiert seit 1982.
Leitender Arzt: Prof. Dr. Dr. Rolf R.
Olbrisch
Anzahl der Ärzte: 6
Anzahl der Betten: 40
Anästhesist: intern
● Eingriffe, die durchgeführt werden:
Gesamte plastische Chirurgie mit ästhe-
tischer Chirurgie, Behandlung von Haut-
tumoren, Narbenkorrekturen, Defekt-
deckungen.

Domhofklinik
Ambulantes OP-Zentrum Königsallee
Königsallee 66–68
40212 Düsseldorf
Tel: 02 11/13 60 90
Fax: 02 11/1 36 09 30
● Die Klinik existiert seit 1993.
Leitender Arzt: Dr. Jan M. Restel
Anzahl der Ärzte: 5
Anzahl der Betten: 2
Anästhesist: intern
● Eingriffe, die durchgeführt werden:
s. Aachen, Domhofklinik.

EBERSBERG
Kreiskrankenhaus Ebersberg
Abteilung für Plastische und
Handchirurgie
Pfarrer-Guggetzer-Str. 3
85560 Ebersberg
Tel: 0 80 92/82 21 01
Fax: 0 80 92/82 25 13

● Die Abteilung existiert seit 1996.
Chefarzt: Dr. Erwin Falter
Anzahl der Ärzte: 3
Anzahl der Betten: 12
Anästhesist: intern
● Eingriffe, die durchgeführt werden:
Brustverkleinerung, Brustvergrößerung,
Brustwiederaufbau nach Brustdrüsen-
entfernung, Lid-, Gesichtsstraffungen,
Tumorchirurgie, Fettabsaugungen, Bauch-
hautstraffungen, Handchirurgie, Wichteil-
tumorchirurgie.

ESCHWEILER
Klinik für Plastische Chirurgie
St.-Antonius-Hospital
Dechant-Deckers-Str. 8
52249 Eschweiler
Tel: 0 29 03/72 12 56
Fax: 0 29 03/3 44 33
● Die Abteilung existiert seit 1979.
Leitender Arzt: Dr. H. E. Nick
Anzahl der Ärzte: 6
Anzahl der Betten: 43
Anästhesist: intern
● Eingriffe, die durchgeführt werden:
gesamte plastische Chirurgie inklusive
Mikrochirurgie und Handchirurgie, ästhe-
tische Chirurgie ohne Laserbehandlung.
● Die Klinik ist spezialisiert auf Brustre-
konstruktion und Aufbau mit körper-
eigenem Gewebe, Gesichtschirurgie,
Nasenkorrekturen, Handchirurgie.

ESSEN
Klinik für Plastische Chirurgie
St. Josef-Hospitale Kupferdreh

Heidbergweg 22–24
45257 Essen
Tel: 02 01/4 55 14 00
Fax: 02 01/4 55 14 06

● Die rein handchirurgisch orientierte Abteilung existiert seit 1988, die Plastische Chirurgie seit Oktober 1996.
Leitende Ärzte: Dr. Michael S. F. Broma, Dr. K. Steffens
Anzahl der Ärzte: 12
Anzahl der Betten: 40
Anästhesist: intern

● Eingriffe, die durchgeführt werden: angeborene und erworbene Fehlbildungen im Gesichtsbereich, Ohrkorrekturen, Behandlung von Tumorerkrankungen im Gesichtsbereich mit nachfolgender Rekonstruktion, Rekonstruktion nach traumatischen Gewebedefekten, Nah- und Fernlappenplastiken im Gesichtsbereich, Nasenkorrekturen, Expanderbehandlung, Behandlung von Spätfolgen von Verbrennungen, Behandlung narbiger Alopecien, Narbenkorrekturen, Dermabrasion, Brustchirurgie, Behandlung von Fehlbildungen der männlichen Brust, Behandlung von Bauchfettschürzen, Abdominoplastiken.

● Die Klinik ist spezialisiert auf Kopf-Hals-Chirurgie, insbesondere Nasenchirurgie, plastische Brustchirurgie, Liposuction, Handchirurgie.

FLENSBURG

Gemeinschaftspraxis
Dr. R. Emeis und Dr. J. Ulmer
Apenroder Str. 2
24939 Flensburg
Tel: 04 61/40 81
Fax: 04 61/47 01 81

● Die Praxis existiert seit 1992.
Anzahl der Ärzte: 2
Anzahl der Belegbetten: 4
Anästhesist: extern

● Eingriffe, die durchgeführt werden: Fettabsaugung, Ohrkorrekturen, Laser-Resurfacing, Augenlidkorrekturen, Handchirurgie.

● Die Ärzte sind spezialisiert auf Handchirurgie.

FRANKFURT AM MAIN

Frankfurter Klinik für Plastische und Wiederherstellungschirurgie
Finkenhofstr. 15
60322 Frankfurt
Tel: 0 69/28 22 88
Fax: 0 69/5 96 30 10

● Die Klinik existiert seit 1973.
Leitender Arzt: Dr. Laszlo von Szalay
Anzahl der Ärzte: 3 Belegärzte (Dr. Birgit Höckmayr, Dr. Paul J. Edelmann, Prof. Dr. Gottfried Lemperle)
Anzahl der Betten: 8
Anästhesist: extern

● Eingriffe, die durchgeführt werden: die gesamte Palette der ästhetischen Operationen, Artecoll-Implantationen, Wadenaugmentationen, Penisverlängerung, geschlechtsumwandelnde Operationen, Haartransplantationen, Brustwiederaufbau.

Praxis für Plastische Chirurgie
Dr. H. Lampe und M. Wolters
Oederweg 2–4
60318 Frankfurt am Main
Belegbetten im Bethanien-Krankenhaus Frankfurt

Tel: 0 69/59 80 05
Fax: 0 69/59 80 07
● Die Klinik existiert seit 1989.
Anzahl der Ärzte: 2
Anzahl der Betten: 12
Anästhesist: intern
● Eingriffe, die durchgeführt werden:
die gesamte Brustchirurgie inkl.
Tumorchirurgie, die gesamte ästhetische
Chirurgie, die gesamte Tumorchirurgie
der Haut.
● Die Klinik ist spezialisiert auf die Chir-
urgie der Adipositas und ihrer Folgen, vor
allem Fettabsaugung.

Bürgerhospital Frankfurt am Main
Klinik für Plastische und Wiederher-
stellungs-Chirurgie
Nibelungenallee 37–41
60318 Frankfurt am Main
Tel: 0 69/1 50 04 35
Fax: 0 69/1 50 02 05
Leitende Ärztin: Dr. Renate Przybilski-Roch

Sankt Katharinen-Krankenhaus
Abteilung Plastische Chirurgie
Seckbacher Landstr. 65
60389 Frankfurt am Main
Tel: 0 69/46 03 14 51
Fax: 0 69/46 03 10 08
● Die Klinik existiert seit 1979.
Leitender Arzt: Dr. Ante Radeljic
Anzahl der Ärzte: 3
Anzahl der Betten: 14
Anästhesist: intern
● Eingriffe, die durchgeführt werden:
Brustverkleinerung, Brustvergrößerung,
Tumorchirurgie der Brust mit primärem

und sekundärem Wiederaufbau incl. Aufbau mit Eigengewebe, Haut- und Weich-
teiltumore, Dermolipektomie, Fettabsaugung, ästhetisch-plastische Eingriffe im
Gesicht (Facelifting, Lidplastik, Septorhi-
noplastik usw.).

Klinik für Plastische und Wiederher-
stellungschirurgie
St. Markus-Krankenhaus
Wilhelm-Epstein-Str. 2
60431 Frankfurt am Main
Tel: 0 69/95 33 24 59
Fax: 0 69/95 33 25 44
● Die Klinik existiert seit 1967.
Leitender Arzt: Priv.-Doz. Dr. Klaus Exner
Anzahl der Ärzte: 7
Anzahl der Betten: 40
Anästhesist: intern
● Eingriffe, die durchgeführt werden:
alle ästhetischen Eingriffe (Facelifting,
Nasen-, Ohr- und Brustkorrekturen, Fett-
absaugung, Bauch-, Oberschenkel- und
Oberarmstraffung), plastische Chirurgie
der angeborenen Fehlbildungen (Lippen-
spalten, Hand-, Haut- und Gesichtsfehlbil-
dungen), Chirurgie des Brustkrebses
einschließlich Brustwiederherstellung,
Wiederherstellung nach Unfällen, Chirurgie bei Transsexualität und Fehlbildungen
der Geschlechtsorgane.
● Die Klinik ist spezialisiert auf ästhetische Chirurgie, Brustchirurgie, Chirurgie
angeborener Fehlbildungen, Handchirurgie.

**Zentrum für ambulante Diagnostik
und Chirurgie**

Stühlingerstr. 22–24
79106 Freiburg im Breisgau
Tel: 07 61/38 80 00
Fax: 07 61/3 88 00 50

● Die Klinik existiert seit 1993.
Leitender Arzt: Dr. Martin Schwarz
Anzahl der Ärzte: 6
Anzahl der Betten: 17
Anästhesist: intern
● Eingriffe, die durchgeführt werden:
gesamte plastische und ästhetische
Chirurgie, sämtliche Implantate.
● Die Klinik ist spezialisiert auf Brust-
chirurgie.

**Chirurgische Universitätsklinik
Freiburg; Abteilung Plastische und
Handchirurgie**

Hugstetter Str. 55
79106 Freiburg im Breisgau
Tel: 07 61/2 70 28 17
Fax: 07 61/27 02 50

● Die Klinik existiert seit 1993.
Leitender Arzt: Prof. Dr. G. B. Stark
Anzahl der Ärzte: 8
Anzahl der Betten: 22
Anästhesist: intern
● Eingriffe, die durchgeführt werden:
gesamte plastische und ästhetische Chirur-
gie, Hand- und endoskopische Chirurgie.
● Die Klinik ist spezialisiert auf Brustchir-
urgie, ästhetische Chirurgie (Fettabsau-
gung, Body contouring, Nasenplastik,
Facelifting, endoskopische Chirurgie,
ultraschallgestützte Fettabsaugung).

**Euro-Med-Clinic
Abteilung für Ästhetische, Plastische
und Handchirurgie**

Europa-Allee 1
90763 Fürth
Tel: 09 11/9 71 46 51
Fax: 09 11/9 71 46 52

● Die Klinik existiert seit 1994.
Leitender Arzt: Dr. Roland Hornung
Anzahl der Ärzte: 2
Anzahl der Betten: 10
Anästhesist: intern
● Eingriffe, die durchgeführt werden:
gesamte ästhetische-plastische und
wiederherstellende Chirurgie.
● Die Klinik ist spezialisiert auf Brust-
chirurgie, Facelift, Lidplastiken, Fett-
absaugung, Bauchdeckenplastik, Falten-
behandlung mit Laser.

**Klinik für Plastische Chirurgie und
Handchirurgie – Intensivstation für
Schwerbrandverletzte – Knappschafts-
Krankenhaus Bergmannsheil**

Scherner Weg 4
45894 Gelsenkirchen-Buer
Tel: 02 09/5 90 22 72
Fax: 02 09/5 90 22 70

● Die Klinik existiert seit 1977.
Leitender Arzt: Dr. F. E. Dietrich
Anzahl der Ärzte: 9
Anzahl der Betten: 49
Anästhesist: intern

**Plastische, Hand- und
Wiederherstellungschirurgie
St. Johannes-Hospital**
Hospitalstr. 6–10
58099 Hagen
Tel: 0 23 31/69 62 67
Fax: 0 23 31/69 62 69
● Die Klinik existiert seit 1991.
Leitender Arzt: Priv.-Doz. Dr.
Gunther Erbs
Anzahl der Ärzte: 3
Anzahl der Betten: 20
Anästhesist: intern
● Eingriffe, die durchgeführt werden:
Korrektur angeborener und erworbener
Fehlbildungen an Ohren, Nase, Gesicht,
Händen und Füßen, die Ästhetik und
Funktion verbessernde Operationen nach
Unfallverletzungen, Narbenkorrekturen,
Umstellungs- und Verlängerungsosteoto-
mien, funktionsverbessernde Ersatzopera-
tionen, Mikrochirurgische und endoskopi-
sche Operationen (Nerven- und Ge-
fäßwiederherstellung, Replantationen,
Verpflanzung körpereigenen Gewebes),
das Aussehen verbessernde Operationen
(Fettabsaugung, Lidkorrekturen, Gesichts-
und Halsstraffungen, Brustvergrößerung,
-verkleinerung, -wiederaufbau). Ange-
schlossen ist ein Zentrum für Ästhetische
Laserchirurgie mit der Möglichkeit der
unblutigen und schonenden Entfernung
störender und sichtbarer Blutgefäße,
pigmentierter Hautflecken, gutartiger
Hauttumoren, Beseitigung von Gesichtsfalten, dauerhafte Entfernung uner-
wünschter Haare (Damenbart, Axilla,
Bikinilinie, Beine usw.).

Praxis Dr. Robert Festge
Rothenbaumchaussee 5
20148 Hamburg
Belegarzt Jerusalem-Krankenhaus
Tel: 0 40/4 10 74 55
Fax: 0 40/4 10 78 41
● Belegarzt seit 1990.
● Eingriffe, die durchgeführt werden:
gesamte ästhetische-plastische Chirurgie.

**Collegium-Klinik für Plastisch-Ästhe-
tische Chirurgie und Rekonstruktive
Medizin**
Colonnaden Nr. 5
20354 Hamburg
Tel: 0 40/35 71 07 07
Fax: 0 40/35 71 07 46
● Die Klinik existiert seit 1994.
Leitender Arzt: Dr. Thomas Flietner
Anzahl der Ärzte: 7
Anzahl der Betten: 9
Anästhesist: intern
● Eingriffe, die durchgeführt werden: die
gesamte ästhetische Chirurgie, operative
Dermatologie, plastisch-rekonstruktive
Chirurgie.
● Die Klinik ist spezialisiert auf Gesichts-
und Halsstraffung, Bodycontouring, Haut-
verjüngung. Es gibt eine eigene Kosmetik-
abteilung.

**Diakonie Krankenhaus Alten Eichen
Abteilung für Plastische Chirurgie**
Jütländer Allee 48
22527 Hamburg
Tel: 0 40/54 87 22 96
Fax: 0 40/5 40 75 45

● Die Klinik existiert seit 1989.

Leitender Arzt: Dr. P. Kunert

Anzahl der Ärzte: 6

Anzahl der Betten: 36

Anästhesist: intern

● Eingriffe, die durchgeführt werden: gesamte ästhetische Chirurgie.

● Die Praxis ist spezialisiert auf die ästhetische und plastische Chirurgie der weiblichen Brust.

HEIDELBERG

Praxis Dr. Leonhard Döbler

Belegarzt der ATOS-Praxisklinik

Klinik:

Bismarckstr. 9–11; 69115 Heidelberg

Tel: 0 62 21/98 30; Fax: 0 62 21/98 39 19

Praxis:

Römerstr. 1; 69115 Heidelberg

Tel: 06221/181801; Fax: 06221/181802

● Die Klinik existiert seit 1991 (die Praxis seit 1992)

Leitender Arzt der Abteilung Plastische Chirurgie: Dr. Leonhard Döbler

Anzahl der Ärzte: 1

Anzahl der Betten: 10

Anästhesist: intern

● Eingriffe, die durchgeführt werden: gesamte ästhetische und plastische Chirurgie, Brustchirurgie, Fettabsaugungen, rekonstruktive plastische Chirurgie, Handchirurgie, sekundäre Verbrennungschirurgie.

● Die Klinik ist spezialisiert auf ästhetische Chirurgie und Brustchirurgie.

HEILBRONN

Privatklinik für Ästhetisch-Plastische Chirurgie Heilbronn

Böckinger Str. 15

74078 Heilbronn

Tel: 0 71 31/28 08 50

Fax: 0 71 31/28 08 51

● Die Klinik existiert seit Juli 1997.

Leitende Ärztin: Dr. Gudrun Flechsig

Anzahl der Ärzte: 1

Anzahl der Betten: 3

Anästhesist: extern

● Eingriffe, die durchgeführt werden: gesamtes Spektrum der ästhetisch-plastischen Chirurgie ohne mikrochirurgische Eingriffe.

● Die Klinik ist spezialisiert auf Fettabsaugung, Implantationen von konzentriertem Eigenfett, Peelings, Brustoperationen, Einzelhaartransplantationen.

KIEL

Collegium-Klinik für Plastisch-Ästhetische Chirurgie und Rekonstruktive Medizin

Schönberger Str. 11

24148 Kiel

Tel: 04 31/7 20 65 11

Fax: 04 31/7 20 65 70

● Siehe unter Hamburg: Collegium-Klinik für Plastisch-Ästhetische Chirurgie und Rekonstruktive Medizin.

KOBLENZ

**Gesundheitszentrum Evangelisches
Stift Sankt Martin
Klinik für Plastische Chirurgie
und Handchirurgie**

Johannes-Müller-Str. 7
56068 Koblenz
Tel: 02 61/13 70
Fax: 02 61/1 37 12 34
● Leitender Arzt: Dr. Ulrich Albers

KÖLN

**Klinik am Ring – Abteilung für
Ästhetisch-Plastische Chirurgie**

Hohenstaufenring 28
50674 Köln
Tel: 02 21/92 42 40
Fax: 02 21/92 42 42 50
● Die Klinik existiert seit 1994.
Leitender Arzt: Dr. Rainer Abel-Vallot
Anzahl der Ärzte: 1
Anzahl der Betten: 21
Anästhesist: intern
● Eingriffe, die durchgeführt werden:
ästhetische Chirurgie, Handchirurgie.
● Die Klinik ist spezialisiert auf Brustauf-
bau, Brustformung, Fettabsaugung,
Gesichtschirurgie.

Tagesklinik im Haubrichforum

Josef-Haubrich-Hof 5; 50676 Köln
Tel: 02 21/2 03 73 27
Fax: 02 21/2 03 76 10
● Die Klinik existiert seit 1989.
Chefarzt: Dr. S. Uckunkaya
Anzahl der Ärzte: 4
Anzahl der Betten: 8
Anästhesist: intern

● Eingriffe, die durchgeführt werden:
Liposkulpture, Facelift, Laserfacelift, Lidplastiken, Brustvergrößerung und -verklei-
nerung, Anwendung von silikonfreien Implantaten (Sojaöl und biologische Implantate), Nasenkorrekturen, endoskopische
Operationen, Ohrenplastiken, Fettunter-
spritzung, Faltenbehandlung mit Collagen
und Hyalansäure, Goretex-Implantate,
kosmetische Krampfaderoperationen.

**Klinikum Köln-Merheim
Abteilung für Plastische Chirurgie**

Ostmerheimer Str. 200
51109 Köln
Tel: 02 21/89 07 28 18
Fax: 02 21/89 07 25 67
● Die Klinik existiert seit 1947.
Direktor: Prof. Dr. Dr. G. Spilker
Anzahl der Ärzte: 15
Anzahl der Betten: 58
Anästhesist: intern
● Eingriffe, die durchgeführt werden:
plastische Chirurgie (Gesichtsoperationen,
Brustvergrößerung, Brustverkleinerung,
Bauchdeckenplastik, Fettabsaugung,
Rekonstruktion nach Tumor oder Trau-
ma), Handchirurgie, Verbrennungsbe-
handlung (Akutbehandlung und Sekun-
därrekonstruktion bei narbigen Kontrak-
turen).
● Die Klinik ist spezialisiert auf ästhe-
tische Eingriffe, Handchirurgie und allge-
mein rekonstruktive Operationen.

LANDSHUT

**Krankenhaus Landshut-Achdorf
Abteilung Plastisch-rekonstruktive
und Ästhetische Chirurgie**
Achdorferweg 3
84036 Landshut
Tel: 08 71/40 40
Fax: 08 71/4 39 55
● Die Abteilung existiert seit 1992.
Leitender Arzt: Dr. Christoph F. Bubb
Anzahl der Ärzte: 2
Anzahl der Betten: 10
Anästhesist: intern
● Eingriffe, die durchgeführt werden:
gesamte ästhetische Gesichts- und Brust-
chirurgie, korrigierende Eingriffe mit
Haut-Fettgewebsresektion oder -absau-
gung, gesamte Tumorchirurgie der Haut
und des Fettgewebes.
● Die Klinik ist spezialisiert auf die Nach-
bildung der Brust mit Eigengewebe.

LINGEN

St. Bonifatius-Hospital
Wilhelmstr. 13
49808 Lingen
Tel: 05 91/9 10 13 30
Fax: 05 91/9 10 12 90
● Die Plastische Chirurgie existiert
seit 1984.
Leitender Arzt: Dr. H. Behschad
Anzahl der Ärzte: 3
Anzahl der Betten: 20
Anästhesist: intern
● Eingriffe, die durchgeführt werden:
gesamte plastische Chirugie und ästheti-
sche Chirurgie (Facelifting, Lid-, Nasen-,
Ohren-, Gesichtsfaltenbehandlung, Brust-
vergrößerung, Brustverkleinerung, Rekon-

struktion der Bauchdecke, Fettabsaugung), gesamte Handchirurgie.

LUDWIGSHAFEN

**BG-Unfallklinik
Abteilung für Verbrennungen,
Plastische und Handchirurgie**
Ludwig-Guttmann-Str. 13
67071 Ludwigshafen
Tel: 06 21/68 10 23 27
Fax: 06 21/6 81 02 11
● Die Klinik existiert seit 1968.
Leitender Arzt: Prof. Dr. G. Germann
Anzahl der Ärzte: 21
Anzahl der Betten: 80
● Eingriffe, die durchgeführt werden:
das gesamte Spektrum der ästhetischen
und wiederherstellenden Chirurgie, inklu-
sive Korrekturen altersbedingter Entwick-
lungen, Fehlbildungen der Nase und der
Ohren, Veränderungen der Brustform und
Brustgröße, Wiederherstellung der Brust,
Wiederherstellung nach Unfall und
Tumorerkrankung.

MAGDEBURG

**Klinik für Plastische, Wiederherstel-
lende und Handchirurgie; Otto-von-
Guericke-Universität Magdeburg**
Leipziger Str. 44
39130 Magdeburg
Tel: 03 91/6 71 55 19
Fax: 03 91/6 71 55 88
● Die Klinik existiert seit 1994.
Leitender Arzt: Prof. Dr. W. Schneider
Anzahl der Ärzte: 9
Anzahl der Betten: 25
Anästhesist: intern

149

Eingriffe, die durchgeführt werden: Rekonstruktive Chirurgie nach Tumorerkrankung (z. B. Brustwiederaufbau mit Eigengewebe), rekonstruktive Eingriffe bei Nervenverletzungen und Plexusläsionen, ästhetische Chirurgie, Behandlung der Basedowschen Augen.
● Die Klinik ist spezialisiert auf Brustrekonstruktion mit Eigengewebe, Rekonstruktive Chirurgie bei Nerven- und Plexusverletzungen, ästhetische Chirurgie.

Fontanta Klinik GmbH
Gonsenheimer Str. 56a
55126 Mainz-Finthen
Tel: 0 61 31/4 00 65
Fax: 0 61 31/47 25 40
● Die Klinik existiert seit 1990.
Leitender Arzt: Dr. Bernd Keller-Lux
Anzahl der Ärzte: 3
Anzahl der Betten: 5–7
Anästhesist: intern
● Eingriffe, die durchgeführt werden:
Facelift, Eyelift, endoskopisches Stirnlift, Rhinoplastik, Otoplastik, Laserchirurgie, Brustvergrößerung, Brustverkleinerung, Bauchdeckenplastik, Liposuction.
● Die Klinik ist spezialisiert auf Brustchirurgie und Laserchirurgie.

Praxisklinik Rathenaustraße
Rathenaustr. 6-8
41061 Mönchengladbach
Tel: 0 21 61/92 34 00
Fax: 0 21 61/92 34 04

● Die Klinik existiert seit Oktober 1993.
Leitender Arzt der Praxis für Plastische Chirurgie: Dr. Jürgen Hess
Stationäre Behandlungen erfolgen im nahegelegenen Krankenhaus
Anästhesist: intern
● Eingriffe, die durchgeführt werden: Alle Eingriffe im Bereich der plastischen Chirurgie, der Wiederherstellungschirurgie und der Handchirurgie, Laserbehandlung.

Gemeinschaftspraxis
Dr. Gisela Oeking,
Dr. Heinrich Schoeneich
Tal 11
80331 München
Tel: 0 89/22 59 39
Fax: 0 89/2 90 43 14
● Die Gemeinschaftspraxis mit Klinik als Tagesklinik existiert seit 1989 (Belegklinik Artemed-Fachklinik, Mozartstr. 14a–16, 80336 München).
Anzahl der Betten: 40
● Eingriffe, die durchgeführt werden: Fettabsaugung, Ober-, Unterlidstraffung, Stirn-, Facelifting, Anlegen abstehender Ohren, Faltenunterspritzungen mit Collagen, Hylaform und Eigenfett, Rhinoplastik, Brustchirurgie, Brustvergrößerung, Brustverkleinerung mit narbenarmer Operationstechnik, Varizen-Chirurgie, geschlechtsangleichende Operationen bei Transsexualismus, Weichteilrekonstruktion nach Tumorentfernung, Defektdeckung durch Lappentechniken. Einmal im Jahr im Einsatz in Ländern der dritten Welt (Behandlung von Mißbildungen, Tumoren, Verbrennungen, Kriegsverletzungen).

**Ludwig-Maximilians-Universität
Abteilung für Plastsiche Chirurgie**

Nußbaumstr. 20
80336 München
Tel: 0 89/51 60 26 97
Fax: 0 89/51 60 44 27
● Leitender Arzt: Prof. Dr. Wolfgang Stock

**Praxis und Tagesklinik
für Plastische Chirurgie**

Nymphenburger Str. 92
80636 München
Tel: 0 89/12 39 17 77
Fax: 0 89/12 39 14 20
● Die Praxis existiert seit 1993.
Leitender Arzt: Dr. H. W. Hörl
Anzahl der Ärzte: 1
Anzahl der Betten: 3 (Tagesklinik)
Anästhesist: intern
● Die Praxis ist spezialisiert auf die ästhe-
tische Chirurgie (Gesichtschirurgie, Brust-
chirurgie, Fettgewebsabsaugung).

**Praxis Dr. Goswin W.
von Mallinckrodt**

Hubertusstr. 22
80859 München
Belegarzt am Rotkreuzkrankenhaus
Tel: 0 89/17 50 48
Fax: 0 89/1 78 55 57
● Die Praxis existiert seit 1983.
Anzahl der Ärzte: 1
Anzahl der Betten: 5 Belegbetten
Anästhesist: extern
● Eingriffe, die durchgeführt werden:
Facelifting, Lidstraffung, Abdominoplasti-
ken, Brustvergrößerung, -verkleinerung,
Fettabsaugung, Tumorchirurgie, Hand-

chirurgie, Collagenunterspritzungen,
Rhinoplastiken, Otopexien, Oberarm-
und Oberschenkel-Straffungen, Laserbehandlung.

**Chirurgische Klinik der TU München
Klinikum rechts der Isar; Abteilung
für Plastische und Wiederherstellungschirurgie**

Ismaninger Str. 22
81675 München
Tel: 0 89/41 40 21 71
Fax: 0 89/41 40 48 69
● Die Klinik existiert seit 1966.
Leitender Arzt: Prof. Dr. Dr. Edgar Biemer
Anzahl der Ärzte: 8
Anzahl der Betten: 30
Anästhesist: intern
● Eingriffe, die durchgeführt werden:
das gesamte Spektrum der plastischen
und ästhetisch-plastischen Chirurgie,
einschließlich endoskopischer und Laser-
verfahren.

**Arabella-Klinik Dr. Bonner
Abteilung für Plastische Chirurgie**

Arabellastr. 5
81925 München
Tel: 0 89/92 20 92 48
Fax: 0 89/92 20 92 41
● Die Klinik existiert seit 1972.
Leitender Arzt: Dr. Peter Härtel
Anzahl der Ärzte: 3
Anzahl der Betten: 6
Anästhesist: extern
● Eingriffe, die durchgeführt werden:
Oberlidstraffungen, Unterlidstraffungen,
Gesichtshautspannungen, Halshautspan-

nungen, Nasenoperationen, Ohrmuschel-
korrekturen, Brustaufbauplastiken, Brustreduktionsplastiken, Bauchdecken-
straffungen, Fettabsaugungen in allen
Körperregionen.

NÜRNBERG

Kliniken Dr. Erlen
Abteilung für Hand- und Plastische Chirurgie

Kontumazgarten 4-18
Tel: 09 11/2 72 82 64
Fax: 09 11/2 72 86 23
● Die Klinik existiert seit über 20 Jahren.
Leitende Ärzte: Dr. R. Martin,
Dr. Ch. Wulle
Anzahl der Ärzte: 6
Anzahl der Betten: 25–30
Anästhesist: intern
● Eingriffe, die durchgeführt werden:
alle plastisch-chirugischen Eingriffe, kon-
struktive und rekonstruktive Chirurgie,
sekundäre Verbrennungen, Mikrochirur-
gie, Handchirurgie, ästhetische Chirurgie.
● Die Klinik ist besonders spezialisiert auf
Brust-, Gesichts-, Handchirurgie, Fettab-
saugung.

NÜRTINGEN

Hand- und Plastische Chirurgie am Kreiskrankenhaus Nürtingen

Auf dem Säer
72622 Nürtingen
Tel: 0 70 22/78 34 20
Fax: 0 70 22/78 33 35
● Die Klinik existiert seit Oktober 1995.
Leitende Ärztin: Dr. Christa Ludwig
Anzahl der Ärzte: 3

Anzahl der Betten: 10
Anästhesist: intern
● Eingriffe, die durchgeführt werden:
primäre und sekundäre Handchirurgie,
einschließlich Rheumachirurgie und Mikrochirurgie, Behandlung angeborener
und erworbener Erkrankungen der Körperoberfläche wie Hauttumoren, Narbenkorrekturen, Brustkorrekturen und Brustwiederaufbau, Defektdeckungen im gesamten Körperbereich, einschließlich
Dekubituschirurgie.
● Die Klinik ist besonders spezialisiert auf
Handchirurgie und Brustchirurgie.

OFFENBURG

Klinikum Offenburg

Ebertplatz 12
77654 Offenburg
Tel: 07 81/4 72 31 81
Fax: 07 81/4 72 31 85
● Die Klinik existiert seit 1997.
Leitender Arzt: Dr. Sven von Saldern
Anzahl der Ärzte: 1
Anzahl der Betten: 10
Anästhesist: intern
● Eingriffe, die durchgeführt werden:
plastische Chirurgie (Hauttumoren jeder
Art, Narbenbehandlung, Hautabschleifung,
Laser (in Planung), Behandlung von Täto-
wierungen, Brustverkleinerung, Brustver-
größerung, Brustwiederaufbau durch Im-
plantate oder Eigengewebe, Brustwarzen-
rekonstruktion, Bauchdeckenplastik,
Weichteiltumoren, Dekubitus, Gesichrs-
rekonstruktionen nach Unfällen und
Tumoren, Ohrenkorrekturen, Nasenrekon-
struktionen, Rekonstruktionen nach
Fazialisparese), ästhetische Chirurgie

Nasenoperationen, Lidstraffung, Gesichts-
und Halsstraffung, Ohren anlegen, Fettabsaugung.

OLDENBURG

Evangelisches Krankenhaus
Klinik für Plastische Chirurgie und
Handchirurgie
Steinweg 13–17
26122 Oldenburg
Tel: 04 41/23 69 12
Fax: 04 41/23 63 64
● Die Klinik existiert seit 1984.
Leitender Arzt: Dr. Reiner Hoffmann
Anzahl der Ärzte: 5
Anzahl der Betten: 15
Anästhesist: intern
● Eingriffe, die durchgeführt werden:
gesamtes Spektrum der operativen ästheti-
schen Chirurgie mit Ausnahme der Rhino-
plastik.
● Die Klinik ist spezialisiert auf Fettabsau-
gung, Oberschenkelstraffung, Abdomino-
plastik, Lidoperationen.

PFAFFENHOFEN

Gemeinschaftspraxis und Belegabtei-
lung für Plastische Chirurgie
Dr. Kerscher/Dr. Spiess
Ingolstädter Str. 51
85276 Pfaffenhofen
Tel: 0 84 41/8 30 23
Fax: 0 84 41/8 65 10
Belegabteilung am Kreiskrankenhaus
Pfaffenhofen
● Die Praxis existiert seit 1992.
Leitende Ärzte: Dr. Kerscher, Dr. Spiess
Anzahl der Ärzte: 4

Anzahl der Betten: 6
Anästhesist: intern
● Eingriffe, die durchgeführt werden:
gesamtes Spektrum der ästhetischen und
rekonstruktiven Chirurgie, Brustchirurgie,
Mikro-, Laser-, Hand-, Verbrennungschirurgie.

PREETZ

Collegium-Klinik für Plastisch-
Ästhetische Chirurgie und
Rekonstruktive Medizin
Am Krankenhaus 5
24211 Preetz
Tel: 0 43 42/80 12 97
Fax: 0 43 42/80 13 17
● Siehe unter Hamburg: Collegium-Klinik
für Plastisch-Ästhetische Chirurgie und
Rekonstruktive Medizin.

PRIEN AM CHIEMSEE

Frauenklinik Prien
Abteilung Plastische Chirurgie
Dr.-Siebert-Str. 5
83209 Prien am Chiemsee
Tel: 0 80 51/90 90
Fax: 0 80 51/90 92 58
● Die Klinik existiert seit 1962.
Leitender Arzt: Dr. Spitalny
Anzahl der Ärzte: 6
Anzahl der Betten: 32
Anästhesist: intern
● Eingriffe, die durchgeführt werden:
Beseitigung von Tränensäcken, Oberlid-
und Unterlidstraffung, ästhetische Korrek-
turen von Nase, Ohren, Kinn, Facelifting,
Brustverkleinerung, -straffung, -vergröße-
rung, Entfernung von Fett und überschüssi-

ger Haut, Narbenkorrekturen, Entfernung von Tätowierungen, Laserbehandlung.

REGENSBURG

Caritas Krankenhaus St. Josef
Abteilung für Plastische Chirurgie
Landshuter Str. 65
93053 Regensburg
Tel: 09 41/78 22 71
Fax: 09 41/78 24 40
● Die Abteilung existiert seit 1994.
Leitende Ärztin: Dr. Marita Eisenmann-Klein
Anzahl der Ärzte: 6
Anzahl der Betten: 22
Anästhesist: intern
● Eingriffe, die durchgeführt werden:
Gesamte plastische und ästhetische Chirurgie, einschließlich Mikrochirurgie.
● Die Klinik ist besonders spezialisiert auf Brustchirurgie (Fehlbildungen, Brustkrebsbehandlung einschließlich Sofortrekonstruktionen, Brustvergrößerungen, Brustverkleinerungen).

RHEINE

Jakobi-Krankenhaus
Fachbereich Plastische Chirurgie
und Handchirurgie
Hörstkamp 12
48431 Rheine
Tel: 0 59 71/4 66 13
Fax: 0 59 71/4 62 07
● Leitender Arzt: Dr. Boutros Al-Tawil.

SCHLITZ

Hospital Schlitzerland
Günthergasse 21
36110 Schlitz
Tel: 0 66 42/8 81 20
Fax: 0 66 42/8 81 09
● Die Klinik existiert seit 1979.
Leitende Ärzte: Dr. Eva M. Pless,
Dr. Hermann Pless
Anzahl der Ärzte: 2
Anzahl der Betten: 10
Anästhesist: extern
● Eingriffe, die durchgeführt werden:
Facelift, Lidplastiken, Ohrkorrekturen, Rhinoplastik, Brustrekonstruktion, Brustverkleinerung, Brustvergrößerung, Bruststraffung, Abdominoplastiken, Fettabsaugung, Dermatolipektomien, Deckung von Weichteildefekten, Bodycontouring, Handchirurgie, CTS, Behandlung frischer Gesichtsverletzungen, Narbenkorrekturen.
● Die Klinik ist spezialisiert auf Gesichts- und Brustchirurgie, Fettabsaugung.

STARNBERG

Kreiskrankenhaus Starnberg
Abteilung für Plastisch-Rekonstruktive
Chirurgie
Osswaldstr. 1
82319 Starnberg
Tel: 0 81 51/2 99 68
Fax: 0 81 51/8 91 49
● Die Klinik existiert seit 1993.
Leitender Arzt: Dr. Graf von Finckenstein
Anzahl der Ärzte: 3
Anzahl der Betten: 4–8
Anästhesisten: intern und extern
● Eingriffe, die durchgeführt werden:
Brustvergrößerung, -verkleinerung, -wie-

derherstellung, Facelifting, Laser-Facelift, Fettabsaugung, Bauchfettschürzenbeseitigung, Augenlidchirurgie, Handchirurgie.
● Die Klinik ist spezialisiert auf Gesichtschirurgie, Brustchirurgie (Wiederaufbau mit Eigengewebe).

STUTTGART

Klinik für Plastische Chirurgie in Degerloch
Jahnstr. 62
70597 Stuttgart
Tel:07 11/97 94 60
Fax: 07 11/9 79 46 66
● Die Klinik existiert seit 1994.
Leitender Arzt: Dr. Peter Hollos
Anzahl der Ärzte: 2
Anzahl der Betten: 4
Anästhesist: extern
● Eingriffe, die durchgeführt werden: alle Eingriffe im Bereich der ästhetischen und plastischen Chirurgie, Behandlung mit CO_2-Laser.
● Die Klinik ist spezialisiert auf die plastische Gesichtschirurgie, Brustchirurgie, endoskopische plastische Chirurgie, Fettabsaugung und Lasertherapie.

Klinik für Plastische Chirurgie Gesichts-, Kiefer-, Hand- und Wiederherstellungschirurgie Marienhospital
Böheimstr. 37
70199 Stuttgart
Tel: 07 11/64 89 25 11/12
Fax: 07 11/64 89 25 29

● Die Klinik existiert seit 1949.
Leitende Ärzte: Prof. Dr. Michael Greulich, Priv.-Doz. Dr. Wolfgang Gubisch, Prof. Dr. Dr. K. Wangerin
Anzahl der Ärzte: 13
Anzahl der Betten: 85
Anästhesist: intern
● Eingriffe, die durchgeführt werden: gesamte plastische und ästhetische Chirurgie.
● Die Klinik ist spezialisiert auf Nasen-, Gesichts-, Brust- und Handchirurgie.

TÜBINGEN

Berufsgenossenschaftliche Unfallklinik
Schnarrenbergstr. 95
72076 Tübingen
Tel: 0 70 71/6 06 10 36
Fax: 0 70 71/6 06 10 37
● Die Handchirurgische Abteilung existiert seit Juli 1974, die Plastisch-chirurgische Abteilung seit März 1997.
Leitender Arzt: Prof. Dr. H.-E. Schaller
Anzahl der Ärzte: 8
Anzahl der Betten (inklusive Privatstation und Verbrennungsintensivstation): 56
Anästhesist: intern
● Eingriffe, die durchgeführt werden: sämtliche Eingriffe der Handchirurgie, Replantationschirurgie, sämtliche Techniken der plastisch-rekonstruktiven Chirurgie mit konventionellen Lappenplastiken und mikrochirurgischen modernen freien Lappentransfers, Chirurgie der peripheren Nerven, rekonstruktive Chirurgie mit Ersatz-Operationen und Nerventransplantationen bei Gesichtslähmungen, Tumorchirurgie in Zusammenarbeit mit dem

Tumorzentrum der Universität, ästhetische Chirurgie (Otoplastiken, Ober- und Unterlidplastiken, Stirnlifting, Facelifting, Brustverkleinerung, -vergrößerung, -wiederherstellung mit konventionellen und modernen Lappenplastiken, Abdominoplastik, Oberschenkelstraffung, Fettabsaugung und sonstige Formen von Bodyconturing.
● Die Klinik ist spezialisiert auf: Handchirurgie, rekonstruktive plastische Chirurgie, Tumorchirurgie, ästhetische Chirurgie und Chirurgie der peripheren Nerven und Nervenersatzoperationen.

ULM

Klinik Rosengasse Ulm
Ästhetisch-Plastische Chirurgie
Rosengasse 19
89073 Ulm
Tel: 07 31/96 67 90
Fax: 07 31/9 66 79 66
● Die Klinik existiert seit 1993.
Chefarzt: Dr. A. K. Hofmann
Anzahl der Ärzte: 3
Anzahl der Betten: 6
Anästhesist: intern
● Eingriffe, die durchgeführt werden: das gesamte Spektrum der plastischen und ästhetischen Chirurgie nach den aktuellen modernsten Techniken.
● Die Klinik ist spezialisiert auf Radiochirurgie, Laserchirurgie, Facelift, Nasenkorrekturen, Brustoperationen, Fettabsaugung, Faltenbehandlung, besondere Operationsvorbereitung mit computergesteuerter Bildbearbeitung und Planung.

UNNA

Katharinen-Hospital
Fachbereich Handchirurgie/
Plastische Chirurgie
Obere Husemannstr. 2
59423 Unna
Tel: 0 23 03/1 00 18 46
Fax: 0 23 03/1 00 18 38
● Die Klinik existiert seit 1991.
Leitender Arzt: Dr. T. Wymer
Anzahl der Ärzte: 2
Anzahl der Betten: 10
Anästhesist: intern
● Eingriffe, die durchgeführt werden: Handchirurgie, gesamte Weichteilchirurgie des Rumpfes, rekonstruktive Brust- und Gesichtschirurgie, Chirurgie des Diabetischen Fußes.
● Die Klinik ist spezialisiert auf die Handchirurgie.

VILLINGEN

Klinik für Plastische und Handchirurgie, Klinikum der Stadt Villingen-Schwenningen
Berliner Str. 23
78048 Villingen
Tel: 0 77 21/93 37 01
Fax: 0 77 21/93 37 49
● Die Klinik existiert seit 1972.
Leitender Arzt: Priv.-Doz. Dr. Dieter Goth
Anzahl der Ärzte: 5
Anzahl der Betten: 32
Anästhesist: intern
● Eingriffe, die durchgeführt werden: alle Eingriffe der plastischen und ästhetischen Chirurgie, der Hand- und Mikrochirurgie.

VREDEN

St. Marien-Hospital, Plastische Chirurgie und Handchirurgie

An't Lindeken 100
48691 Vreden
Tel: 0 25 64/99 40 08
Fax: 0 25 64/99 46 06

● Die Klinik existiert seit 1988.
Leitender Arzt: Dr. Arnulf Lehmköster
Anzahl der Ärzte: 4
Anzahl der Betten: 20
Anästhesist: intern
● Eingriffe, die durchgeführt werden: ästhetische Gesichts- und Brustchirurgie, Fettabsaugung, Dermolipektomien, wiederherstellende Chirurgie (Defektdeckung durch Lappenplastiken), gesamte Handchirurgie, Hand-Mikrochirurgie, Rheuma-Handchirurgie, Verbrennungschirurgie (Akutversorgung kleinerer und mittlerer Brandverletzungen), Narbenkorrekturen.
● Die Klinik ist spezialisiert auf narbensparende Brustreduktionsplastiken, Dermolipektomien, Rheuma-Handchirurgie, plastische Deckung von Dekubitalulcera.

WESSELING

Dreifaltigkeits Krankenhaus Wesseling Abteilung für Plastische Chirurge

Bonner Str. 84
50389 Wesseling
Tel: 0 22 36/7 73 87
Fax: 0 22 36/8 23 80

● Die Klinik existiert seit 1982.
Leitender Arzt: Dr. Egon F. Eder
Anzahl der Ärzte: 5
Anzahl der Betten: 35
Anästhesist: intern

● Eingriffe, die durchgeführt werden: gesamte ästhetische und rekonstruktive Chirurgie des Gesichts und der Brust, Brustrekonstruktion mit modernen Implantaten oder Eigengewebe, Fettabsaugungen, Bauchdeckenstraffung, Faltenbehandlung, Laser-Therapie, komplette Hand- und Mikrochirurgie.
● Die Klinik ist spezialisiert auf ästhetische Gesichts- und Brustchirurgie, Behandlung der Basedowschen Augen, Fettabsaugung.

WIESBADEN

Klinik am Sonnenberg

Leibnizstr. 19
65191 Wiesbaden
Tel: 06 11/1 85 80
Fax: 06 11/1 85 81 50

● Die Klinik existiert seit 1920.
Leitender Arzt: Dr. Johannes Rheinmüller
Anzahl der Ärzte: 3
Anzahl der Betten: 23
Anästhesist: intern/extern
● Eingriffe, die durchgeführt werden: plastische und Wiederherstellungschirurgie, Handchirurgie.
● Die Klinik ist spezialisiert auf ästhetische Chirurgie, Straffung der Haut einschließlich Facelifting, Weichteilaufbau mit Implantaten, Silikonprobleme, operative Behandlung der Fettfehlverteilung.

WUPPERTAL

Klinikum Wuppertal
Ferdinand-Sauerbruch-Klinikum
Klinik für Plastische Chirurgie und Handchirurgie

Arrenberger Str. 20
42117 Wuppertal
Tel: 02 02/3 94 55 75
Fax: 02 02/3 94 53 49

● Die Klinik existiert seit 1990.
Leitender Arzt: Prof. Dr. G. Ingianni
Anzahl der Ärzte: 8
Anzahl der Betten: 32 und 4 Kinderbetten
Anästhesist: intern

● Eingriffe, die durchgeführt werden:
alle rekonstruktiven Verfahren nach Unfällen, Verbrennungen, Krebserkrankungen
der Glieder und der Körperoberfläche, angeborene Fehlbildungen des Kopfes, der
Glieder, der Brust und der Haut, Brustchirurgie, Chirurgie der Fettsucht, Handchirurgie, ästhetische Chirurgie des Kopfes, der Brust und der Haut, Nervenverletzungen, freie Verpflanzungen von
Gewebe.

● Die Klinik ist spezialisiert auf Mikro-
chirurgische Wiederherstellungsverfahren,
Brustchirurgie, Chirurgie der Fettsucht,
Nervenchirurgie, Handchirurgie.

IN ÖSTERREICH:

**Österreichische Gesellschaft für
Plastische, Ästhetische und
Rekonstruktive Chirurgie**
Präsident: Dr. Herbert Mandel
Leiter der Abteilung für Plastische,
Ästhetische und rekonstruktive Chirurgie
Sanatorium Hera
Löblichgasse 14
A-1090 Wien
Tel: 00 43/1/3 13 50

IN DER SCHWEIZ:

**Schweizerische Gesellschaft für
Plastisch-rekonstruktive und
Ästhetische Chirurgie**
Präsident: Prof. Dr. Daniel Egloff
CHUV, Centre Hospitalier Universitaire
Vaudois
CH-1011 Lausanne
Tel: 00 41/21/3 14 22 11

REGISTER